MINISTÈRE DE L'INTÉRIEUR

Administration pénitentiaire.

NOTE

SUR L'ORGANISATION DU TRAVAIL

DANS

LES ÉTABLISSEMENTS PÉNITENTIAIRES EN FRANCE

MELUN
IMPRIMERIE ADMINISTRATIVE
1903

MINISTÈRE DE L'INTÉRIEUR

Administration pénitentiaire.

NOTE SUR L'ORGANISATION DU TRAVAIL DANS LES ÉTABLISSEMENTS PÉNITENTIAIRES EN FRANCE

MELUN
IMPRIMERIE ADMINISTRATIVE
1903

NOTE
SUR L'ORGANISATION DU TRAVAIL
DANS
LES ÉTABLISSEMENTS PÉNITENTIAIRES EN FRANCE

EXPOSÉ GÉNÉRAL

Servitude pénale et travail pénal. — Dans les sociétés anciennes le condamné cessait d'être homme libre. Il tombait au rang des esclaves. Il était serf de la peine. On l'employait aux travaux les plus durs, dans les mines ou les carrières, par exemple. C'est le système de la *servitude pénale*, et l'idée, comme le mot, se retrouve encore dans la législation anglaise.

En France, sous l'ancien régime, la conception du travail pénal était analogue. Les condamnés, envoyés aux galères, étaient astreints à œuvre servile. Les chiourmes étaient un troupeau d'esclaves dont la force musculaire servait, sous la menace et l'impulsion du fouet, à la besogne qu'accomplissent maintenant les machines.

Les prisons proprement dites étaient non pas des établissements destinés à l'exécution d'une peine, mais des lieux de dépôt où des prévenus et accusés attendant leur jugement, des condamnés attendant leur supplice, pouvaient se trouver confondus avec des mendiants, des vagabonds, des individus arrêtés par mesure administrative. Ainsi faisaient défaut les conditions régulières et même la possibilité matérielle d'organisation du travail.

Système rationnel d'exécution des peines inauguré par l'Assemblée Constituante. — C'est l'Assemblée Constituante qui, pour la première fois en France, a essayé d'inaugurer un système rationnel d'exécution des peines, système imparfait, sans doute, mais plus logique, plus humain que tout ce qui avait été pratiqué jusque-là. C'est elle qui a imposé l'obligation du travail aux condamnés correctionnels par le décret des 19-22 juillet 1791, et aux condamnés pour crimes, par le décret des 23 septembre-6 octobre de la même année. Une corrélation nécessaire existe, en effet, entre l'organisation du travail et la gradation des pénalités, qui répond elle-même à la gravité de l'acte puni, à la perversité présumée du coupable, à la répression jugée nécessaire.

L'obligation du travail est un élément de la peine. — Les idées générales dont s'est inspirée l'Assemblée Constituante dominent encore notre système pénal. Des innovations considérables ont été successivement apportées à la législation sur des points particuliers. Mais la gradation des pénalités est restée la même; et l'obligation du travail, variant dans son mode d'application suivant ces pénalités, est encore le principe du régime pénitentiaire.

L'organisation du travail varie suivant la gradation des pénalités. — Au plus bas degré de l'échelle sont placés *les condamnés aux travaux forcés*, soit à perpétuité, soit à temps. « Ils seront, dit l'article 15 du Code pénal, employés aux travaux les plus pénibles; ils traîneront à leurs pieds un boulet, ou seront attachés deux à deux avec une chaîne, lorsque la nature du travail auquel ils seront employés le permettra. »

La peine des travaux forcés n'est plus maintenant aussi sévère. Elle est subie, non plus dans les bagnes, mais hors de la Métropole, dans des colonies déterminées. Les forçats n'ont plus à traîner le boulet. En les détachant de la chaîne qui les accouplait, on leur a rendu en quelque sorte la personnalité individuelle. On leur laisse l'espoir, pour le temps qui suivra leur libération, d'une vie indépendante et de moyens suffisants de subsistance. Ainsi s'explique que pour nombre de coupables la perspective de la transportation soit moins effrayante que celle de la réclusion.

Cependant, les travaux forcés conservent le caractère d'œuvre quasi servile. Les forçats sont employés à des ouvrages d'utilité publique; ils sont astreints, sans profit pour eux, à une tâche purement matérielle qu'ils n'ont pas choisie, et pour laquelle on ne consulte pas leurs préférences ; ils n'ont droit, en principe, à aucune rémunération.

Au degré immédiatement supérieur viennent *les condamnés à la réclusion*.

« Tout individu de l'un ou l'autre sexe condamné à la peine de la réclusion sera, dit l'article 21 du Code pénal, enfermé dans une maison de force et employé à des travaux dont le produit *pourra* être en partie employé à son profit, ainsi qu'il sera réglé par le Gouvernement ».

La loi ne détermine pas quelle sera la nature des travaux, elle n'exige pas qu'ils soient pénibles. Elle admet que les règlements administratifs puissent faire bénéficier le condamné d'une part du produit de son travail. Mais le détenu n'a pas le choix de son genre de main-d'œuvre. La portion de salaire qui lui est laissée, il la tient non de la loi, mais de dispositions qui peuvent toujours être modifiées.

Un degré plus haut nous amène à la situation *des détenus correctionnels*, des individus condamnés à l'emprisonnement.

La peine n'est plus infamante, dans le sens légal du mot. Il ne s'agit plus de crimes, mais de délits. Une nouvelle différence apparaît dans le mode d'exécution de l'obligation du travail.

Aux termes des articles 40 et 41 du Code pénal : « quiconque aura été condamné à la peine d'emprisonnement sera renfermé dans une maison de correction : il y sera employé à l'un des travaux établis dans cette maison selon son choix. Les produits du travail de chaque détenu pour délit correctionnel *seront* appliqués : partie aux dépenses communes de la maison, partie à lui procurer quelques adoucissements, s'il les mérite ; partie à former pour lui, au temps de sa sortie, un fonds de réserve ; le tout ainsi qu'il sera ordonné par des règlements d'administration publique ».

En fait, si le détenu correctionnel n'est pas admis à choisir lui-même son genre de travail, il est classé dans les ateliers selon ses aptitudes et ses habitudes professionnelles. Il a droit à une part du produit de ce travail. Ce droit, il le tient de la loi, et les règlements administratifs ne doivent pas l'en priver.

Quant à la portion de son salaire retenue « pour les dépenses communes de la maison », elle constitue, non pas une confiscation des produits du travail, mais une compensation des charges publiques qu'occasionne la détention et des dépenses qu'il aurait lui-même à faire, s'il était libre, pour subvenir à ses besoins.

Aux trois catégories de condamnés qui viennent d'être énumérées, correspondent trois catégories d'établissements pénitentiaires.

La peine des travaux forcés est subie dans les établissements d'outre-mer, dont la création a été décidée pour remplacer les bagnes.

La réclusion s'accomplit dans les maisons centrales de force.

Les condamnés correctionnels dont l'emprisonnement doit dépasser la durée d'un an sont envoyés dans les maisons centrales. Pour une durée égale ou inférieure à un an d'emprisonnement, les condamnés sont placés dans les prisons de courtes peines, dites prisons départementales.

Établissements pénitentiaires. — Maisons centrales de force et de correction pour les ***longues peines****. — Prisons départementales pour les* ***courtes peines****.* — L'Administration pénitentiaire qui est chargée de faire exécuter les peines subies dans les maisons centrales de force et de correction dites de longues peines et dans les prisons départementales dites de courtes peines a, vis-à-vis des détenus, une double mission à remplir : elle doit assurer leur entretien et leur travail.

Services économiques. — Services industriels. — Il suit de là que chaque établissement pénitentiaire comporte deux natures de services : services économiques ayant pour objet l'entretien des détenus, services industriels ayant pour objet l'utilisation de la main-d'œuvre pénale.

Nous allons d'abord examiner comment les services économiques et industriels sont organisés dans les prisons départementales, c'est-à-dire dans les maisons d'arrêt affectées aux prévenus, dans les maisons de justice réservées aux accusés, dans les maisons de correction où sont placés les individus condamnés à une peine correctionnelle n'excédant pas un an et nous continuerons cette étude par l'exposé du fonctionnement des mêmes services dans les maisons centrales de force et de correction et les pénitenciers agricoles.

PRISONS DÉPARTEMENTALES

L'Administration a la faculté soit de pourvoir elle-même à l'exécution des services économiques et industriels, soit de traiter pour cet objet avec un entrepreneur.

Système de la Régie : *Régie mixte.* — *Régie directe du travail.* — Le premier système dit *en régie* est actuellement appliqué dans les prisons départementales de la Seine; la seconde méthode dite *à l'entreprise* est en vigueur dans toutes les autres prisons départementales.

Dans le système en régie, l'Administration assure les services d'entretien des détenus par des marchés passés, selon les cas, avec des fournisseurs, soit en adjudication, soit de gré à gré. Quant au travail, il est assuré par le concours d'industriels, fabricants ou patrons pour le compte desquels les détenus sont occupés d'après des conventions conclues avec les représentants de l'État et approuvées par le Ministre. Ces industriels, fabricants et patrons, sont désignés sous le nom de *confectionnaires*. A vrai dire, c'est là plutôt un régime mixte : régime de régie pour les services économiques, régime d'entreprise *partielle* pour les services industriels répartis entre divers confectionnaires.

Le travail n'est organisé sous la forme d'une régie véritable que lorsque l'État fait travailler les détenus directement à son compte en utilisant leur main-d'œuvre pour les besoins et les fournitures des services publics.

Ce mode d'organisation du travail n'existe pas dans les prisons départementales. On ne le trouve appliqué que dans quelques maisons centrales, par exemple : à Melun où fonctionnent des ateliers en régie pour la typographie, la lithographie et la reliure, pour la confection d'uniformes destinés aux gardiens de prisons et d'habillements servant aux gardiens de bureau ; à Fontevrault où l'on fabrique des couvertures pour l'armée ; à Poissy où l'on confectionne des brosses pour l'armée, etc.

Entreprise générale des services économiques et industriels des prisons départementales. — Dans la méthode dite *à l'entreprise*, c'est un entrepreneur général qui se trouve substitué à l'Administration pour l'exécution des services économiques et industriels.

A cet effet est passé, pour une période de trois, six ou neuf ans, un marché d'adjudication au rabais.

On sait que les prisons départementales sont nombreuses : il existe une maison de justice par département, une maison d'arrêt et une maison de correction par arrondissement, soit 373 établissements de courtes peines pour toute la France.

Les prisons départementales sont groupées par circonscription : 373 prisons départementales formant 28 circonscriptions. — Si les prisons départementales situées dans les grandes villes comportent un effectif élevé, par contre celles qui ont leur siège dans des localités peu importantes ne contiennent qu'un petit nombre de détenus.

Aussi a-t-il paru utile de constituer pour les besoins des services pénitentiaires un cadre administratif plus étendu que le département : c'est celui de la circonscription, qui comprend les prisons de courtes peines de plusieurs départements.

Si l'on excepte les prisons de courtes peines de la Seine qui constituent deux Régies : Régie des prisons de Paris, Régie des prisons de Fresnes, les autres prisons départementales forment 27 circonscriptions pénitentiaires.

Une circonscription est constituée par les prisons départementales de la Corse. Les 26 autres comprennent 2, 3 ou 4 départements.

Objet d'une entreprise générale. — Chaque entreprise générale s'étend donc aux services économiques et industriels des maisons d'arrêt, de justice et de correction, des chambres et dépôts de sûreté d'une même circonscription pénitentiaire.

Pour assurer les dits services l'entrepreneur général reçoit de l'État : 1° une rémunération ou indemnité de tant par jour pour chaque détenu ; 2° une partie du produit de la main-d'œuvre des détenus, soit trois dixièmes du produit du travail des prévenus.

accusés et détenus pour dettes, et cinq dixièmes du produit du travail des condamnés; 3° certains avantages accessoires consistant dans la vente aux détenus des objets de cantine déterminés par les règlements et dans la location de meubles, linges et effets de literie fournis à titre exceptionnel aux prévenus et aux accusés spécialement autorisés à cet effet, ainsi qu'aux détenus pour dettes envers particuliers et aux faillis retenus par application de l'article 455 du Code de commerce.

Mise en adjudication des services économiques et des travaux industriels d'une circonscription pénitentiaire. — Lorsqu'il est procédé à la mise en adjudication des services économiques et industriels d'une circonscription pénitentiaire, c'est le soumissionnaire ayant demandé le prix le moins élevé par journée de détention qui est déclaré adjudicataire.

L'entrepreneur général peut passer des sous-traités avec des fabricants pour l'occupation des détenus. — L'entrepreneur général ne peut sous-traiter pour tout ou partie du service qu'avec l'autorisation du Ministre. Toutefois cette autorisation ne lui est pas nécessaire pour les marchés qu'il a à passer avec des fabricants pour l'occupation des détenus. Mais il est expressément entendu qu'il ne pourra sous-traiter qu'avec des fabricants exploitant pour leur propre compte; la location des bras des détenus à des tiers par les sous-traitants est expressément interdite.

Les sous-traités ne peuvent, dans aucun cas, être opposés à l'Administration, et les sous-traitants ou confectionnaires ne sont considérés que comme les agents de l'entrepreneur.

SERVICES ÉCONOMIQUES

Charges d'une entreprise générale en ce qui touche les services économiques. — L'entrepreneur, qui est chargé de pourvoir à l'alimentation des détenus, à la fourniture, à l'entretien, au blanchissage, au renouvellement des effets de lingerie, literie et vestiaire nécessaires au service de tous les lieux de détention de la circonscription, ainsi qu'à la fourniture, l'entretien et le renouvellement des menus objets mobiliers et ustensiles de toute espèce dont la valeur ne dépasse pas dix francs, doit en outre entretenir et réparer le gros mobilier fourni ou renouvelé par l'État, assurer le chauffage et l'éclairage de toutes les parties des prisons et prendre toutes les mesures propres à assurer la salubrité et la propreté (nettoyage, balayage, ramonage des cheminées, curage des pompes, fontaines, conduites d'eau ou de gaz, puits, réservoirs, blanchiment des locaux, vidange des fosses d'aisances, etc.).

Utilisation de la main-d'œuvre libre et de la main-d'œuvre pénale pour les services économiques. — Pour l'exécution de ces travaux divers concernant les services économiques et de propreté générale, l'entrepreneur est parfois obligé de s'adresser à la main-d'œuvre libre. Mais il a aussi la faculté d'utiliser, à cet effet, la main-d'œuvre pénale. Et c'est ainsi que des détenus peuvent être employés à la cuisine, au blanchissage, au balayage, à l'infirmerie, au service de la chapelle, etc., ou chargés du blanchiment des locaux, du chauffage et de la conduite des calorifères installés, notamment dans les prisons cellulaires.

Aucun de ces services ne doit être fait gratuitement par des détenus. Ces derniers sont payés par l'entrepreneur d'après un tarif proposé par le Directeur et approuvé par le Préfet.

On ne procède pas autrement lorsque les services économiques sont administrés par voie de régie : les détenus affectés aux travaux de ce genre, qui constituent dans une prison le service général ou service intérieur tout à fait distinct du service industriel, touchent de l'État un salaire fixé généralement à o fr. 60.

On les désigne habituellement sous le nom d'auxiliaires.

Dans les petites prisons ce service intérieur suffit le plus souvent pour occuper les quelques condamnés qui s'y trouvent enfermés.

Dans les prisons départementales de la Corse, où il est très difficile d'organiser des travaux industriels, le service intérieur constitue presque le seul mode d'occupation qui puisse être donné aux détenus.

Services économiques des **prisons de la Seine** *administrés par voie de Régie.* — Il convient de noter que dans les prisons de la Seine les services économiques ont une importance en rapport avec l'effectif élevé de la population détenue.

Entreprise partielle ou Régie directe des divers services économiques. — Pour assurer certains services économiques (chauffage, éclairage, ventilation) l'Administration peut, soit passer des marchés par adjudication ou de gré à gré, selon les cas, avec des industriels s'occupant spécialement de chauffage, d'éclairage, etc., soit organiser une Régie avec des contremaîtres et des ouvriers libres secondés par la main-d'œuvre pénale.

Prison de la Santé : ouvriers libres au service de l'entrepreneur du chauffage, de l'éclairage et de la ventilation. — A la prison de la Santé les services économiques du chauffage, de la ventilation et de l'éclairage ont fait l'objet d'une adjudication unique.

L'entrepreneur qui en est chargé emploie régulièrement trois ouvriers libres, savoir : un électricien et deux chauffeurs mécaniciens et se sert de turbines et de dynamos mues par la vapeur.

Aucun détenu ne pénètre dans l'usine à vapeur ni dans l'usine d'électricité, qui sont, du reste, installées dans les caves de la maison, au-dessous, mais à l'écart de la détention proprement dite.

Ouvriers libres au service de la Régie. — C'est au contraire la Régie qui fait effectuer directement les menues réparations aux bâtiments, par deux ouvriers libres : un plombier et un cimentier qu'elle paye elle-même et occupe d'une façon permanente.

Dépôt près la Préfecture de Police : Utilisation de la main-d'œuvre des hospitalisés de Nanterre. — Au Dépôt près la Préfecture de Police, quatre hospitalisés sont employés par la Régie au transport et à l'enfournement des effets dans l'étuve à vapeur servant à la désinfection des effets des détenus. Cette étuve à vapeur est installée dans les sous-sols de l'établissement et est conduite par un mécanicien libre, dépendant de l'adjudicataire unique des services de chauffage et de ventilation du Palais et du Dépôt.

Ces hospitalisés nourris, logés, chauffés, etc., au compte de la Régie, touchent en outre de cette dernière une légère rétribution : leur situation semble être analogue à celle des assistés par le travail.

Prison de Fresnes. — A Fresnes, les services économiques employant des moteurs sont les suivants: usine électrique, chauffage et ventilation, monte-charges, boulangerie, buanderie.

Les moteurs et les appareils sont, en général, convenablement protégés, de l'avis des ouvriers et contremaîtres, principaux intéressés dans la question.

Ils sont répartis ainsi qu'il suit:

1° Usine électrique:

3 chaudières du type Delaunay-Belleville,
2 pompes alimentaires,
4 turbines,
2 pompes à air.

2° Chauffage et ventilation:

15 chaudières à vapeur à basse pression,
17 moteurs électriques.

3° Monte-charges:

6 moteurs électriques.

4° Boulangerie:

2 pétrisseurs mécaniques,
1 monte-charges,
2 moteurs électriques.

5° Buanderie:

4 laveuses mécaniques,
3 essoreuses,
2 moteurs électriques.

Les services de boulangerie et de buanderie fonctionnent déjà en Régie.

Quant aux services de chauffage, de ventilation et d'éclairage, ils seront, lors de l'expiration prochaine des marchés d'entreprise dont ils ont fait antérieurement l'objet, constitués en Régie.

Ouvriers libres et auxiliaires détenus. — Dans ce nouvel état de choses, le personnel appelé à faire fonctionner en Régie les services économiques employant des moteurs sera réparti comme il suit :

1° Usine électrique : 1 contremaître, 2 mécaniciens, 2 chauffeurs, libres ; 2 hommes de peine détenus, pour la manutention du charbon et l'enlèvement des scories, ceux-ci n'ayant, en aucun cas, accès dans l'usine ;

2° Chauffage et ventilation : 1 contremaître, 2 chauffeurs graisseurs, l'un pour le service de jour, l'autre pour le service de nuit ; 2 hommes de peine détenus pour la manutention du charbon et l'enlèvement des scories, ceux-ci ne pouvant avoir accès ni aux chaudières ni aux moteurs ;

3° Monte-charges : le fonctionnement, la surveillance et l'entretien auront lieu par le personnel actuel de la Régie, c'est-à-dire avec le concours du contremaître mécanicien, des gardiens et de la main-d'œuvre pénale ;

4° Boulangerie et farinière : 2 boulangers libres, et 1 auxiliaire détenu chargé du nettoyage du fournil et de la farinière et d'apporter son aide aux boulangers aux heures où l'un d'eux est absent ;

5° Buanderie : 1 contremaître buandier gardien aidé de buandiers détenus, en nombre variable (8 à 10).

Par suite, au regard des accidents du travail, la maison de Fresnes emploiera :

1° Des gardiens, paraissant soumis en cas d'accidents dans le service, à la loi du 9 juin 1853 sur les pensions civiles ;

2° Des contremaîtres et employés libres, qui paraissent devoir bénéficier de la situation des contremaîtres et ouvriers employés dans l'industrie ;

3° Enfin, d'ouvriers détenus, dont la situation à l'égard des accidents du travail n'a pas encore été déterminée.

TRAVAUX INDUSTRIELS

Réglementation des travaux industriels dans les prisons soumises au système de l'entreprise générale, et dans les prisons en Régie. — Le fonctionnement des travaux indutriels est réglé par les articles 50 et suivants du cahier des charges pour l'entreprise générale des maisons d'arrêt, de justice et de correction.

Ces articles comportent des dispositions analogues à celles du cahier des charges du 17 mars 1873, rédigé en vue du travail des détenus dans les maisons centrales en Régie par voie d'entreprise partielle, cahier des charges rendu applicable en partie aux maisons d'arrêt, de justice et de correction également en Régie.

Les clauses de ces deux cahiers des charges ne diffèrent que sur certains points de détail et des prescriptions d'ordre qui n'ont pas une notable influence sur la marche du travail.

Obligations et charges des entrepreneurs généraux ou des concessionnaires en ce qui touche l'organisation et le fonctionnement des travaux industriels. — Dans les deux cas, les entrepreneurs généraux et les concessionnaires d'industrie sont tenus, à titre d'obligations générales :

De faire autoriser par le Préfet ou par le Ministre l'introduction de toute industrie ;

D'avoir un représentant dans la commune où est situé l'établissement ;

D'accepter un minimum et un maximum d'hommes à occuper ;

De fournir du travail, en tout état de cause, ou de s'exposer à payer une indemnité de chômage :

De fournir, à leur compte, les matières premières, les appareils, métiers, ustensiles, etc., nécessaires à l'exploitation du travail ;

De rétribuer des contremaîtres libres ou chefs ouvriers détenus, pour surveiller l'apprentissage des détenus, lequel, contrairement à ce qui se passe dans l'industrie libre, est l'objet d'une légère rétribution au profit de l'apprenti ;

De contracter des assurances contre l'incendie pour les locaux qu'ils occupent ainsi que pour les objets mobiliers et les matières premières déposées dans leurs ateliers ;

D'assurer les réparations locatives déterminées par l'article 1754 du Code civil, ainsi que certains autres travaux énumérés dans le cahier des charges, tels que :

Les enduits et jointoiements nécessaires aux murs, voûtes, planchers et plafonds, à quelque hauteur que ce soit, à l'intérieur des locaux ;

Blanchiment annuel au lait de chaux ;

Remastiquage des carreaux de vitres des fenêtres, châssis et portes vitrées ;

Entretien en bon état des pavés, ruisseaux, caniveaux, empierrements, carrelages et planchers ;

Ramonage, pose et dépose des cheminées et tuyaux de poêle ;

Entretien et remplacement des cloches et sonnettes, ainsi que de leurs armatures ;

Entretien, fouille, dépose, pose, raccords, nettoyage des conduites de gaz, menant du conduit principal à l'atelier de l'industrie concédée ;

De chauffer et d'éclairer les locaux affectés à l'industrie ;

De fournir des tabliers, pantalons ou bourgerons de travail ;

De fournir les papiers, registres, cartons, livrets de travail, plumes, encre, etc., nécessaires à la tenue de la comptabilité de l'atelier et de rétribuer les écrivains libres ou détenus pour la tenue des écritures réglementaires (cantine et feuille de travail).

Enfin, au cas où l'industrie serait jugée nuisible à la santé des détenus ou à la sécurité de la maison, la suppression peut être prononcée par le Ministre, sans que le concessionnaire puisse réclamer aucune indemnité.

Pertes et risques inhérents à l'utilisation de la main-d'œuvre pénale. — Mais au-dessus de toutes ces charges connues, il faut placer les pertes de matières premières résultant de la maladresse des ouvriers ou de leur mauvaise volonté.

Les objets fabriqués par les détenus ne sauraient soutenir la comparaison avec ceux que confectionnent les ouvriers libres, et cette mauvaise confection est la cause la plus générale de la dépréciation des produits sortis des prisons.

C'est sur ce dernier point que l'aléa est le plus à redouter. Aussi cette charge qu'il est impossible d'évaluer rend-elle toute fixation du prix de la main-d'œuvre flottante et incertaine.

Les retenues pour bris, dégâts, malfaçons ne peuvent être appliquées que rarement. — Bien qu'en principe, les dégâts et les malfaçons non excusables qui se produisent au cours du travail puissent donner lieu à remboursement par le détenu au profit de l'entrepreneur ou du concessionnaire, il est nécessaire de constater que, dans la pratique, ces remboursements se réduisent à une quote-part insignifiante, par l'excellente raison que la plupart des prisonniers ne possédant rien, en dehors des maigres produits du travail, ne peuvent réparer les dommages causés que dans une mesure restreinte.

Il faut même qu'il y ait eu mauvaise volonté notoire de leur part pour que leur responsabilité pécuniaire soit mise en cause.

Ainsi, dans la maison d'arrêt et de correction de Fresnes, en 1902, les remboursements aux concessionnaires pour malfaçons et dégâts relatifs aux industries, se sont élevés à la somme totale de 158 fr. 95 pour des prix de main-d'œuvre montant à 233.884 fr. 05, soit, environ, *six* francs de dommages remboursés pour *dix mille* francs de main-d'œuvre.

Il était nécessaire d'établir cette proportion pour montrer qu'en fait le concessionnaire d'une industrie supporte la perte qui résulte de la mauvaise confection du travail dans les prisons.

Infériorité de la main-d'œuvre pénale par rapport à la main-d'œuvre libre. — Quant à cette infériorité inévitable de la main-d'œuvre pénale par rapport à la main-d'œuvre libre, elle résulte de ce fait que la grande majorité des détenus des prisons départementales n'ont appris ni exercé aucun métier dans la vie libre, vagabondant l'été, passant l'hiver soit à l'hôpital, soit à la prison, véritable déchet social qui ne peut guère être utilisé que pour certaines tâches présentant plutôt le caractère d'occupations que celui de véritables travaux industriels.

Métiers exercés par les détenus dans la vie libre. — Un grand nombre d'entre eux, à les entendre, ont fait beaucoup de métiers, et, trop souvent, tous les métiers; mis au pied du mur, on s'aperçoit vite qu'un nombre très restreint possèdent vraiment un métier utilisable dans l'industrie.

Les statistiques établies, d'après les déclarations des détenus, ne peuvent offrir, à cet égard, aucun caractère de certitude.

L'expérience démontre que, même pour les métiers les plus connus, les plus généralement exercés, tels que tailleur, cordonnier, menuisier, serrurier, maçon, etc., il est souvent difficile, même dans une population comme à Fresnes, de trouver un chiffre suffisant d'ouvriers possédant convenablement leur profession, pour apporter leur concours au fonctionnement de la maison, à l'entretien du mobilier et des bâtiments.

On ne trouve guère, comme métiers exercés dans la vie libre par les détenus, que ceux de journalier, manouvrier, homme de peine, terrassier.

Souvent aussi la misère physiologique rend les détenus incapables d'un travail assidu; les uns sont atteints d'infirmités, les autres sont âgés; beaucoup, sans tare particulière, sont surtout affaiblis, anémiés.

Outillage: moteurs. — Pour utiliser une main-d'œuvre aussi médiocre, on ne peut compter que sur des industries exigeant peu ou pas d'apprentissage et ne comportant qu'un outillage des plus sommaires.

D'ailleurs, le caractère précaire de la plupart des industries exercées dans les prisons départementales ne peut que détourner les industriels de l'idée d'apporter, là où la distribution des locaux le permettrait, des améliorations coûteuses à leur outillage, qui, d'autre part, à chaque inventaire de fin d'entreprise, est exposé à subir une dépréciation et une moins-value notable.

Aussi ne trouve-t-on qu'un très petit nombre de moteurs dans les maisons d'arrêt, de justice et de correction.

A Loos, il est fait usage à la maison de correction de Saint-Bernard d'un moteur à gaz pour l'industrie des chaussons; 7 détenus de l'établissement sont occupés à des machines-outils mues par ce moteur. Aucune de ces machines ne comprend de volants ou d'instruments tranchants tournant à grande vitesse. D'ailleurs, sur l'invitation de l'Administration, l'entrepreneur a pris les mesures nécessaires pour assurer l'exécution des prescriptions contenues dans le décret du 10 mars 1894.

A Rouen, un petit moteur électrique est installé dans l'atelier de brosserie de la prison : il actionne une tondeuse; le nombre des travailleurs de cette industrie est de 30 à 32.

A Angoulême, quelques outils, tours à bois, meules sont mus par une roue motrice entraînée par bras d'hommes.

L'utilisation de la main-d'œuvre pénale comportant encore plus de difficultés et d'inconvénients dans les prisons cellulaires que dans les maisons affectées à l'emprisonnement en commun, il n'est pas sans intérêt de noter ici que sur 373 prisons départementales, 43 sont aménagées en vue d'assurer l'exécution de la peine sous le regime de l'emprisonnement individuel dans les conditions prévues par la loi.

De toutes ces prisons cellulaires, la plus importante, la mieux aménagée est celle de Fresnes, qui, au 31 décembre 1902, renfermait une population totale de 1.347 individus, dont 1.136 occupés et 203 inoccupés.

On se rendra compte de la nature des occupations auxquelles peuvent être affectés les détenus d'une prison cellulaire en consultant l'Annexe II (page 36) qui contient l'énumération des industries diverses exploitées à Fresnes.

Il en est peu, à vrai dire, qui puissent être considérées comme constituant un réel métier ou une véritable profession.

Nature des industries exercées sous le régime de l'emprisonnement individuel, notamment à Fresnes. —

A. — Entreprise :

1° Attaches navettes. — Travail consistant à couper un fil de longueur et à l'attacher, occupation pour les passagers, vieillards et infirmes;

2° Couture d'agrafes sur cartes. — Occupation pour les passagers, vieillards et infirmes;

3° Triage de plumes de volailles. — Occupation pour les passagers, vieillards et infirmes;

4° Triage de légumes secs. — Occupation pour les passagers, vieillards et infirmes;

5° Triage de vieux papiers. — Occupation pour les passagers, vieillards et infirmes;

6° Raccommodage de sacs en toile. — Occupation pour les individus de très courtes peines, vieillards et infirmes;

7° Musettes, couture grossière et pose d'œillets. — Occupation pour les individus de courtes peines, sans profession déterminée;

8° Pointes d'acier (enqueutage de). — Travail n'exigeant aucun apprentissage, réservé aux passagers et aux très courtes peines;

9° Liens en déchet de rotin pour les moissons. — Travail donné à des individus de courtes peines, n'exigeant pas de profession industrielle;

10° Adresses manuscrites. — Travail distribué aux passagers possédant une écriture convenable;

11° Polissage de tiges de riz, pour manches d'ombrelles ou de parapluies. — Travail très facile où se trouvent occupés des hommes subissant des peines de courte durée;

12° Ballons, lanternes vénitiennes et articles d'illuminations. — Travail facile et peu pénible qui peut être accompli par des détenus n'ayant exercé aucune profession manuelle;

13° Pièges à rats, nasses et paniers à salades. — Ouvrage en fil de fer facile à exécuter;

14° Bourses en métal (cottes de mailles). — Ouvrage où sont employés les jeunes gens qui ont quelque habitude du maniement de la pince ou qui séjournent quelque temps en prison;

15° Ébarbage de cuivres. — Travail grossier où sont employés les détenus qui ont quelque habitude du maniement de la pince ou qui séjournent quelque temps en prison;

16° Brosserie. — Travail exigeant un apprentissage de quinze jours, environ, où sont employés les détenus subissant des peines d'une durée supérieure à deux mois ;

17° Cordonnerie. — Travail délivré au cours de l'année à quelques hommes (6 ouvriers) connaissant le métier de cordonnier, mais qui n'a pu être maintenu, deux fabricants ayant renoncé à cette fabrication en raison des frais généraux qui leur incombent ;

18° Chaussonnerie. — Le chausson de lisière classique a disparu depuis quelques années et a fait place au chausson de tresse de coton, de laine, de jute ou de phormium. Le travail de tissage est, d'ailleurs, à très peu près le même et occupe quelques détenus ayant déjà fabriqué des chaussons, au cours de peines précédentes et quelques autres dont la peine est d'une certaine durée, car il faut compter quinze jours environ d'apprentissage ;

19° Papeterie. — Travaux divers; tels que : enveloppes de chapeaux en papier ou en carton, sacs en papiers de diverses espèces, occupation où sont employés de préférence les détenus n'ayant pas été habitués aux travaux manuels. Apprentissage d'une durée de quinze jours environ ;

20° Vannerie grosse. — Ouvrages communs, *en osier gris*, destinés à la cueillette des récoltes et aux expéditions de colis, à emballage perdu. Travail donné à des détenus journaliers agricoles, terrassiers ou cultivateurs. Apprentissage de quinze jours environ ;

21° Couture de chemises et de pantalons de femmes (lingerie). — Travail à la main donné exclusivement aux femmes et aux jeunes filles dans le but, notamment pour ces dernières, de leur apprendre à coudre.

Organisation du travail, contremaîtres libres, chefs ouvriers détenus. — Aucune de ces industries ne nécessite un long apprentissage de la part des détenus, si peu préparés que soient ces derniers à la tâche nouvelle qui leur est confiée.

Lorsque les travaux industriels à effectuer ont quelque importance, l'apprentissage des détenus est dirigé par des contremaîtres libres qui, proposés par l'entrepreneur, sont, sur l'avis du Directeur, admis dans la prison par le Préfet.

Ces contremaîtres n'ont aucun pouvoir disciplinaire propre et ils doivent se borner à signaler à l'Administration locale, les bris, dégradations, malfaçons, défauts de tâche reprochés aux détenus, ainsi que toutes les infractions touchant au travail qu'ils auraient à relever au cours de leur service.

Leur fonction consiste uniquement à former des ouvriers pour les besoins de l'industrie, à surveiller la comptabilité spéciale des travaux, à tenir inventaire du matériel et des matières appartenant au concessionnaire.

Ne pouvant pas infliger par eux-mêmes aux détenus la plus petite retenue pécuniaire, ils ne peuvent par suite exercer aucune influence qui soit de nature à peser sur l'exécution de la peine.

Les industries qui n'exigent pas la présence de contremaîtres libres sont celles où l'apprentissage est à peu près nul ou consiste tout simplement dans quelques avis donnés au moment de la distribution des matières premières par un chef ouvrier détenu, en présence d'un gardien.

Dans les petites prisons en commun et dans les petites prisons cellulaires, les occupations données aux détenus ne nécessitant pas d'aptitudes ne comportent aucun apprentissage. Exceptionnellement l'industriel, sous-traitant de l'entrepreneur, met lui-même en état de travailler les détenus qui lui sont confiés. Parfois, aussi, ce rôle est rempli par le gérant qui, dans chaque prison, représente l'entrepreneur général, et donne, le cas échéant, aux détenus les indications nécessaires pour l'exécution du travail qui leur est confié.

Apprentissage; des conditions dans lesquelles il s'exerce. — L'apprentissage étant exceptionnel et toujours de durée très courte, les travailleurs ne sont pas distingués, au point de vue de l'application des tarifs, en ouvriers et apprentis.

Si le travail est dirigé par des contremaîtres libres, les apprentis sont payés aux pièces, comme les ouvriers, pour tout le travail qu'ils peuvent livrer ; la paye de l'apprenti varie, par suite, selon sa capacité de travail.

Si c'est un détenu qui est chargé de surveiller l'apprentissage, une partie du produit du travail de l'apprenti, pendant les quelques jours nécessaires à sa formation, profite au patron d'apprentissage à titre d'indemnité pour le temps qu'il perd en s'occupant de l'apprenti.

Attributions du personnel de surveillance en ce qui touche les services industriels. — Quant au personnel de surveillance, il a pour mission de s'assurer que les détenus travaillent assidûment et ne gaspillent pas les matières premières qui leur sont données. Il n'intervient que pour faire distribuer les matières premières par le contremaître libre ou par le chef ouvrier détenu et faire retirer les produits confectionnés par le même moyen.

Ainsi les attributions des gardiens et des contremaîtres libres ou détenus sont bien distinctes. Les premiers sont exclusivement chargés de veiller au maintien de l'ordre et de la discipline parmi les travailleurs, tandis que les seconds ont seuls la responsabilité de la direction du travail.

Toutefois, dans les petites prisons où le travail est dirigé par le gérant, les gardiens sont parfois appelés à suppléer ce dernier lorsqu'il s'absente ou ne possède pas lui-même l'expérience nécessaire à l'accomplissement de sa mission.

Évaluation des charges diverses afférentes aux industries exploitées dans les prisons départementales. — Il est très difficile d'évaluer exactement les charges afférentes à une industrie exploitée dans une prison départementale, en dehors des prix de main-d'œuvre arrêtés par le Préfet sur la proposition de l'entrepreneur et l'avis du Directeur.

Là, où l'entrepreneur général exploite lui-même la main-d'œuvre pénale, ce qui constitue un cas exceptionnel, il ne peut pas toujours séparer de la consommation générale de chauffage, d'éclairage et d'eau celle qui s'applique seulement aux ateliers industriels. La dépense varie d'ailleurs avec les industries; et il est à noter que cette dépense est toujours proportionnelle au gain des détenus, les industries rémunératrices nécessitant une division plus grande de la population dans les locaux de travail, des risques et pertes de matières premières plus importants, des aménagements plus onéreux et une surveillance plus assidue.

Répartition des frais généraux d'exploitation entre l'entrepreneur et ses sous-traitants. — Lorsque, au contraire, l'entrepreneur général, usant de la faculté que lui confère le cahier des charges, passe des sous-traités avec des fabricants qui exploitent pour leur compte la main-d'œuvre pénale, il faudrait connaître la situation exacte de ces divers fabricants ou confectionnaires vis-à-vis de l'entreprise pour évaluer les charges afférentes à chaque industriel.

Tantôt l'entrepreneur gardera à sa charge les frais de chauffage, d'éclairage et les frais occasionnés par le service de propreté et l'entretien des locaux où fonctionnent les ateliers, sauf à demander au fabricant, en dehors des prix de main-d'œuvre, une prime pour tenir compte des dépenses supportées par lui de ce chef, tantôt, au contraire, il s'arrangera de façon à laisser ces charges au compte du fabricant.

Par contre, il sera parfois obligé de supporter des frais de transport de matières premières que le confectionnaire aura refusé de prendre à sa charge.

Autant de cas, autant de conventions particulières que l'Administration n'a pas à connaître, puisque seul, à ses yeux, l'entrepreneur est tenu pour responsable de l'exécution des clauses relatives au fonctionnement du travail, qu'il s'agisse de l'indemnité à payer à raison du chômage des détenus, du retard apporté à l'acquittement des feuilles de paye, etc.

Évaluation des frais généraux d'exploitation afférents aux industries exploitées à Fresnes par des concessionnaires de l'État. — La situation est moins embrouillée, moins confuse lorsque les services sont administrés en régie, comme c'est le cas pour les prisons de la Seine. Là, l'État traite directement avec les fabricants ou confectionnaires.

Ces derniers ont donc à supporter directement toutes les charges prévues soit par le cahier des charges, soit par le traité passé avec l'Administration, en plus des frais divers d'exploitation que nécessite le fonctionnement de leurs ateliers industriels.

A Fresnes, les concessionnaires n'ont pas à se préoccuper du chauffage et de l'éclairage, lesquels sont assurés en ce moment par des entreprises particulières employant des ouvriers libres, en sorte qu'il a paru plus facile de déterminer pour cette catégorie de fabricants une évaluation des frais généraux d'exploitation qui leur incombent.

On trouvera à l'annexe III (pages 39 à 60) cette évaluation qui, toutefois, ne peut présenter qu'un caractère approximatif, attendu que quelquefois les fabricants eux-mêmes ignorent quelle est, dans le total de leurs frais généraux, la part qui incombe à leur maison de commerce et celle qui revient aux ateliers industriels exploités à Fresnes.

STATISTIQUE PÉNITENTIAIRE

Pour compléter les renseignements relatifs à l'organisation des prisons départementales et au fonctionnement dans ces établissements des services économiques et des travaux industriels, il reste à indiquer quelles sont les catégories de détenus que renferment les maisons d'arrêt, de justice et de correction réparties sur tout le territoire au nombre de 373; quel était l'effectif total de la population détenue au 31 décembre 1900, et plus récemment, au 31 décembre 1902, comment se décomposait cet effectif; quelle était la proportion des occupés et inoccupés; comment se classaient les détenus occupés au point de vue du sexe, de la nationalité, de l'âge; quel était le produit global du travail, la part revenant dans ce total au Trésor, aux entrepreneurs, aux détenus; la moyenne du produit du travail par journée de travail et par journée de détention.

Catégories de détenus renfermés dans les prisons départementales. — Les maisons d'arrêt, de justice et de correction renferment les catégories suivantes de détenus :

1° inculpés, placés sous mandat d'amener, pendant vingt-quatre heures (loi du 8 décembre 1897);

2° prévenus, placés sous mandat de dépôt ou d'arrêt, pour une durée déterminée seulement par les besoins de l'instruction;

3° accusés, renvoyés devant la Cour d'assises à la suite d'une ordonnance de prise de corps, ou d'un arrêt de la Chambre des mises en accusation;

4° condamnés à une peine correctionnelle, de six jours à un an, et, par exception, dans les prisons cellulaires seulement, condamnés correctionnels au-dessus d'un an, autorisés par le

Ministre de l'Intérieur à y subir leur peine, par application de la loi du 5 juin 1875;

5° condamnés par les Tribunaux de simple police de un jour à cinq jours d'emprisonnement;

6° détenus pour dettes envers l'État, qui ont à subir la contrainte par corps, en vertu de la loi du 22 juillet 1867, en matière criminelle, correctionnelle et de simple police.

7° détenus pour dettes envers les particuliers, qui ont à subir la contrainte par corps, en vertu de la même loi, en matière criminelle, correctionnelle et de simple police;

8° faillis, retenus en vertu de l'article 455 du Code de commerce.

9° Enfin, jeunes détenus par voie de correction paternelle et quelques autres catégories de détenus connus sous le nom générique de passagers civils et militaires, savoir :

10° les condamnés à des peines de longue durée attendant leur transfèrement dans les dépôts de forçats et de relégables et dans les maisons centrales;

11° les jeunes détenus acquittés comme ayant agi sans discernement et attendant leur transfèrement dans les colonies et maisons pénitentiaires;

12° les étrangers expulsés attendant leur envoi à la frontière;

13° les mendiants à transférer, à l'expiration de leur peine d'emprisonnement, dans les dépôts de mendicité;

14° les aliénés, en ordonnance de non-lieu dont la maladie a été constatée pendant la détention, attendant leur envoi dans un asile;

15° les condamnés évadés, attendant leur réintégration;

16° les individus transférés de prison en prison, pour les besoins de la justice, en vue de se rendre à l'instruction, en appel, en témoignage ou de faire opposition à un jugement de défaut;

17° les interdits de séjour, graciés de leur peine, jusqu'à notification de l'arrêté du Ministre de l'Intérieur (article 19 de la loi du 27 mai 1885 et ordres de service des 7 et 26 septembre 1885);

18° les militaires de l'armée de terre allant comparaître devant les Conseils de guerre;

19° les marins à la solde de l'État;

20° les marins des navires de commerce.

Détenus soumis à l'obligation du travail; détenus pour lesquels le travail est facultatif. — Ces diverses catégories de détenus peuvent, au point de vue du travail, se répartir en deux groupes : détenus pour lesquels la travail est obligatoire, détenus pour lesquels le travail est facultatif.

Détenus soumis à l'obligation du travail. — Les condamnés à une peine correctionnelle sont seuls soumis à l'obligation du travail (art. 40 du Code pénal), à l'exception des condamnés pour délits politiques, qui en sont dispensés par l'arrêté ministériel du 4 janvier 1890.

Détenus non soumis à l'obligation du travail. — Les prévenus, les accusés et les détenus pour dettes, les faillis, soumis au régime des prévenus, ne sont pas astreints au travail (décret du 11 novembre 1885).

Les condamnés à l'emprisonnement pour peine de simple police n'y sont pas astreints non plus (Code pénal. Livre 4°, chapitre 1er).

Les passagers dont la peine est expirée sont également dispensés du travail.

Les passagers en cours de peine ne sont pas dispensés légalement de travailler, mais leur court séjour dans les prisons et l'incertitude de leur départ les rendent difficilement utilisables, même à des travaux faciles, et, en fait, dans les maisons d'arrêt, de justice et de correction, ils forment une catégorie qui, à l'égard du travail, entre en ligne de compte dans une mesure peu appréciable.

Les détenus pour lesquels le travail est facultatif ont droit aux sept dixièmes du produit de leur travail, les trois autres dixièmes revenant soit au Trésor, soit aux entrepreneurs, selon que les services sont gérés par voie de Régie ou par voie d'entreprise. Quant aux condamnés ils touchent cinq, quatre ou trois dixièmes, selon la gravité de leurs antécédents judiciaires. Les entrepreneurs ne reçoivent que cinq dixièmes sur le produit du travail des condamnés, la retenue de un à deux dixièmes effectuée sur le produit du travail des condamnés récidivistes étant acquise au Trésor.

Effectif au 31 décembre 1900 de la population détenue dans les prisons départementales. — Au 31 décembre 1900, l'effectif total de la population détenue dans les prisons départementales était de 17.235 individus.

Appartenaient à la catégorie des prévenus, accusés, appelants, etc.	6.386
Appartenaient à la catégorie des contrevenants, dettiers, passagers, etc	2.680
Étaient des condamnés correctionnels	8.210

Au 31 décembre 1902, cet effectif total avait un peu diminué, il était de 16.324 individus se répartissant ainsi :

Prévenus, accusés, appelants, etc	5.784
Contrevenants, dettiers, passagers, etc	2.889
Condamnés correctionnels	7.651

Les condamnés correctionnels représentaient ainsi 46 p. 100 de l'effectif total.

Au point de vue du sexe, cette population présentait les contingents suivants :

Hommes	13.037,	soit 80 p. 100 du total.
Femmes	3.287	— 20 —

Effectif de la population des prisons cellulaires. — Sur les 373 prisons départementales, 43 seulement étaient affectées à l'emprisonnement cellulaire et renfermaient une population de 4.766 individus, soit 29 p. 100 de l'effectif total des prisons départementales.

Effectif de la population des prisons en Régie. — On sait que le système de la Régie n'est appliqué que dans les prisons de la Seine, c'est-à-dire dans 6 établissements, qui, le 31 décembre 1902, contenaient 3.287 individus, soit 20 p. 100 de l'effectif total des prisons départementales.

Travail. — Répartition des détenus en occupés et inoccupés. — Sur les 16.324 individus enfermés dans les maisons d'arrêt, de justice et de correction le 31 décembre 1902, on comptait :

Occupés	11.037
Inoccupés	5.287

Les inoccupés représentaient ainsi 32 p. 100 de l'effectif de la population détenue.

Sur 5.287 inoccupés, 838 seulement, soit 16 p. 100 de l'effectif des inoccupés, appartenaient à la catégorie des détenus pour lesquels le travail est obligatoire.

Par suite, la plupart des inoccupés, soit 27 p. 100 de la population détenue, ne faisaient qu'user de la faculté qui leur appartient de rester oisifs.

Répartition des détenus occupés entre les prisons en commun et les prisons cellulaires. — Quant aux travailleurs ils se répartissent entre les prisons en commun et les prisons cellulaires dans la proportion suivante :

Travaillant à l'isolement	3.630
Travaillant en commun	7.308
Total	11.037

Les détenus travaillant en commun comprenaient :

Hommes	6.401
Femmes	907
Total	7.308

Les femmes étaient le plus souvent occupées à des travaux de raccommodage, de ravaudage, de blanchissage, c'est seulement parmi les travailleurs du sexe masculin que peut se recruter le personnel des ateliers industriels.

Encore convient-il de déduire du contingent de 6.401 travailleurs le nombre d'hommes affectés au service intérieur, soit le sixième environ du chiffre total, ce qui ramène ce dernier à 5.335.

Théoriquement ces 5.335 travailleurs devraient se répartir entre les 330 prisons affectées à l'emprisonnement en commun. Mais, comme les condamnés à une peine excédant trois mois de prison sont centralisés dans chaque département dans une prison de concentration, qui est généralement celle du chef-lieu du département, il s'ensuit que les trois quarts des prisons départementales ont un effectif très réduit de travailleurs, lequel est recruté exclusivement dans les deux catégories suivantes :

1° détenus pour lesquels le travail est facultatif;

2° condamnés à une peine inférieure à trois mois.

Or, les détenus de ces deux catégories, soit à raison de l'incertitude de leur situation, soit à cause de la proximité de la date de leur libération, apportent peu de goût au travail et ne sentent guère la nécessité d'apprendre un métier qu'ils ne sauraient bien posséder dans ce délai maximum de trois mois et qu'ils ont peu de chances d'exercer au dehors.

D'autre part, les fabricants qui utilisent la main-d'œuvre pénale sont tenus de respecter dans l'organisation des travaux industriels les séparations prévues par la loi et les règlements pour les diverses catégories : prévenus, accusés, condamnés.

Ainsi, aux difficultés résultant du caractère hétéroclite de cette population flottante des prisons départementales, de son éparpillement dans un grand nombre d'établissements, s'ajoutent les entraves apportées à l'organisation industrielle par la nécessité d'observer les règlements pénitentiaires.

Répartition des détenus occupés suivant la nationalité. — Au point de vue de la nationalité, les détenus occupés se répartissent de la manière suivante :

Français	Hommes	8.770
	Femmes	1.277
	TOTAL	10.047
Étrangers	Hommes	928
	Femmes	62
	TOTAL	990

Les étrangers représentent environ le dixième du contingent des travailleurs.

Répartition des détenus occupés suivant l'âge. — Sous le rapport de l'âge la répartition des détenus occupés s'établit ainsi :

De 16 à 20 ans.	Hommes	1.785
	Femmes	218
	Total	2.003
De 20 à 40 ans.	Hommes	4.723
	Femmes	756
	Total	5.479
De 40 à 60 ans.	Hommes	2.854
	Femmes	235
	Total	3.189
Au-dessus de 60 ans.	Hommes	336
	Femmes	30
	Total	366

La proportion la plus élevée est celle des travailleurs de 20 à 40 ans qui représentent presque la moitié du contingent des détenus occupés.

En ce qui touche les produits du travail dans les prisons départementales, les chiffres indiqués ci-après se réfèrent à l'année 1900, ceux afférents à la dernière année 1902 n'ayant pas encore été dégagés par la statistique pénitentiaire.

Total général des produits du travail. — En 1900, le produit du travail s'est élevé à la somme de 1.833.158 fr. 14 c. et a été attribué, savoir :

	fr.	c.
Au Trésor	300.093	11
Aux entrepreneurs	504.697	97
Aux détenus du sexe masculin	856.091	23
Aux détenus du sexe féminin	108.785	83
Total	1.840.158	14

Part du produit du travail attribuée à l'État ou aux entrepreneurs. — La partie du produit du travail abandonnée aux entrepreneurs est celle qui revient légalement à l'État.

Si les entrepreneurs n'obtenaient pas de l'Administration cet avantage accessoire, ils seraient amenés à majorer dans une proportion équivalente le prix de journée qu'ils demandent à l'État pour chaque détenu.

En sorte que cette partie du produit du travail qui est attribuée soit à l'État, soit aux entrepreneurs, et qui représente un total de 874.681 fr. 80, doit être considérée comme venant en atténuation des dépenses occasionnées à l'État par le séjour des détenus dans les établissements pénitentiaires.

Part du produit du travail attribuée aux détenus. — Sur les 965.477 fr. 06 revenant aux détenus, une partie est employée par ceux-ci à l'acquisition de vivres supplémentaires; l'autre partie étant destinée à constituer pour le moment de la libération définitive un fonds de réserve et de secours, selon la distinction du pécule disponible et du pécule de réserve.

La destination donnée à ces sommes permet à l'État de réduire au minimum les frais d'alimentation et les frais de secours aux libérés dont la charge lui incombe en principe, d'où résulte encore pour le Trésor une dépense inférieure à celle à laquelle il aurait à faire face, si les détenus étaient, par le défaut de travail, privés de tout moyen d'améliorer leur régime d'alimentation et de se ménager pour le moment de la libération une petite réserve destinée à parer à leurs premiers besoins.

Produit du travail afférent au service intérieur. — Dans le total des produits du travail, le service intérieur figure pour 331.259 fr. 94.

Produit du travail afférent aux services industriels. — Reste par suite, comme produit exclusif des industries, une somme de 1.500.000 francs environ.

Parmi les industries celles qui rapportent le plus sont :

	fr.	c.
La chaussonnerie	370.107	54
Agrafes, aiguilles, épingles, perles, chaînes	103.724	20
Japerie, imagerie, sacs en papier, découpage de papier, pliage d'imprimés	110.022	15

	fr. c.
Couture, ravaudage, raccommodage de sacs.	103.724 26
Cardage, dévidage, moulinage, étoupes, épluchage, triage de soie, laine, coton, délissage de chiffons	95.105 02
Serrurerie, quincaillerie, coutellerie, horlogerie, bijouterie, ferblanterie, chaudronnerie, ouvrages en fil de fer	86.130 24
Brosserie, plumeaux, balais	70.055 31
Cordonnerie et piquage	62.544 38
Tresses de paille, cabas, paillassons, rempaillage de chaises, sparterie	62.024 60
Triage de légumes, noix, café, cassage de noix et d'amandes	49.173 70
Cartonnage, ballons, jouets d'enfants	47.650 91

Viennent ensuite :

Corderie, filets de pêche, collets	36.320 21
Corroirie, sellerie, cuirs artificiels	24.040 08
Enveloppes de bouteilles	21.700 28
Allumettes, bouchons, veilleuses, boîtes d'allumettes, boîtes à fromages	18.139 55
Espadrilles et sandales	17.807 24
Tissage de fil, coton, laine et soie	14.123 44
Toiles métalliques, jalousies en fer	13.929 67
Vannerie, pelage d'osier, liens en rotin	13.556 15
Parapluies et cannes	9.581 60
Boutons	8.970 20
Broderie, dentelle, fleurs, ganterie, passementerie	6.761 58
Marbrerie, sculpture, ouvrage en plâtre	5.232 17

Moyenne du produit du travail par journée de travail. — Le produit global de 1.833.158 fr. 44 correspondait à un total de 3.257.759 journées de travail, dont 2.825.113 journées d'hommes et 432.646 journées de femmes. Ce qui porte la moyenne du produit du travail à 0 fr. 58 par journée de travail d'homme, à 0 fr. 46 par journée de travail de femme, d'où résulte une moyenne générale de 0 fr. 56 par journée de travail.

Moyenne du produit du travail par journée de détention. — Si l'on rapproche le produit total du travail du nombre des journées de détention qui s'élevait à 5.883.914, dont 4.956.500 pour le sexe masculin et 927.414 pour le sexe féminin, on obtient la moyenne suivante du produit du travail et par journée de détention :

o fr. 38 par journée de détention d'homme ;

o fr. 21 par journée de détention de femme.

d'où résulte une moyenne générale de o fr. 31 par journée de détention.

ACCIDENTS DU TRAVAIL

Les accidents du travail sont très rares dans les prisons départementales, à raison de la nature des industries qui y sont exploitées et du matériel qui y est employé.

PRISONS DE LA SEINE

A Paris, aucun accident du travail n'a été constaté durant les dix dernières années au Dépôt, à la Conciergerie, à la Petite-Roquette, à Saint-Lazare et à la Santé. D'ailleurs, aucune des industries installées dans ces établissements n'utilise de moteurs mécaniques.

A Fresnes, il n'est fait usage de moteur qu'à la brosserie. Ce moteur actionne une tondeuse destinée à couper le chiendent à la longueur voulue.

Un *seul ouvrier* est occupé à ce travail.

Les autres industries n'emploient que des appareils mus par la main de l'ouvrier, tels que découpoirs, perçeuses, machines à estamper, placés dans des cellules distinctes, par conséquent à l'abri de toute cause extérieure de dérangement, et des outils tels que cisailles, ciseaux, aiguilles, serpettes, limes, marteaux, etc.

Depuis l'ouverture de la maison, c'est-à-dire depuis bientôt cinq ans, il n'a été relevé que des accidents sans gravité aucune :

1° L...., ouvrier vannier (vannerie), s'est blessé au bras, avec sa serpette, le 26 janvier 1899. Conduit à l'infirmerie pour pansement, sorti le 12 février 1899, après guérison.

2° B...., ouvrier emballeur (ballons), s'est brûlé légèrement le 7 mars 1899, sur le bras, avec de la cire fondue. Pansé immédiatement, a demandé à reprendre son travail. N'a pas séjourné à l'infirmerie.

3° N.... s'est coupé légèrement (ballons), le 9 juin 1899, à l'extrémité de deux doigts de la main gauche, en travaillant à un découpoir. Pansé immédiatement, a demandé à reprendre son travail, sans avoir séjourné à l'infirmerie.

4° L.... s'est laissé prendre l'extrémité d'un doigt à la machine à estamper (ballons), le 4 octobre 1900. Entré à l'infirmerie immédiatement, en est sorti guéri le 27 octobre 1900.

5° R...., coupure à l'index gauche avec une cisaille (ballons), le 29 octobre 1900, a continué son travail après un pansement.

6° M.... s'est piqué à la main gauche avec une aiguille (chaussons), le 8 mars 1901, a continué son travail après pansement.

7° T.... s'est blessé légèrement au doigt avec une perçeuse (ébarbage), le 14 novembre 1901, a continué son travail après un pansement.

8° L.... s'est coupé l'extrémité de deux doigts de la main gauche, le 27 octobre 1902, avec un découpoir (ballons). Conduit à l'infirmerie pour y recevoir des soins, en est sorti guéri le 22 novembre 1902.

Ces hommes par eux-mêmes ou leurs représentants n'ont formulé aucune réclamation.

Accidents dans les services économiques. — Il est survenu, en outre, deux accidents dans les services économiques, savoir :

1° C.... a fait une chute d'une petite échelle de peintre qui lui avait été remise pour assurer la propreté des murs de sa cellule, le 10 mai 1902. Luxation de l'épaule droite avec fracture de la tête de l'humérus.

Le travail de nettoyage dont il s'agit incombe à chaque prisonnier, par application du paragraphe 1er de l'article 41 du décret du 11 novembre 1885.

L'échelle double qui avait été remise au nommé C.... était en bon état, ainsi que la corde qui en rattache les deux parties.

Le nommé C...., malgré les soins qu'il a reçus, tant à l'infirmerie des prisons qu'après sa libération à l'hôpital de la Pitié, semble avoir contracté une incapacité partielle permanente de travail. Il a été placé, par les soins du Préfet de Police, à la maison départementale de Nanterre.

2° L.... s'est blessé gravement, par inadvertance, à l'œil droit, le 23 novembre 1902, avec un couteau à éplucher les légumes. L.... a déclaré que son couteau lui ayant glissé des mains, il a cherché à le rattraper, pour ainsi dire à la volée, et s'est ainsi frappé à l'œil. Soigné par M. le Dr Külm, médecin oculiste, à l'infirmerie des prisons de Fresnes, il est parti à l'époque de sa libération, le 23 novembre 1902. A son départ, le Dr Külm n'a pu porter un pronostic précis; néanmoins, il a déclaré que « la vision de cet œil sera toujours inférieure. »

Le nommé L.... n'a introduit aucune demande de secours ou d'indemnité.

Aucun accident n'est survenu au personnel libre ou détenu occupé dans les services économiques employant des moteurs.

PRISONS DÉPARTEMENTALES

Dans les prisons départementales soumises au régime de l'entreprise, c'est-à-dire dans tous les départements autres que celui de la Seine, on n'a constaté *durant ces dix dernières années* que quelques rares accidents. Les cas les plus graves se sont produits dans les services économiques.

Services industriels. — A la prison de Rouen, le 30 mars 1901, le nommé P...., condamné, occupé à la tondeuse de l'atelier de brosserie, poussait une brosse sur les guides lorsqu'elle glissa et sa main, passant entre les guides, effleura le cylindre qui lui a coupé presque la moitié de la première phalange du médius de la main gauche. Cet accident a déterminé une incapacité temporaire de travail. P.... a formulé une demande d'indemnité qui a été rejetée par le tribunal.

A la prison de Montbéliard, le nommé M...., prévenu, occupé à la confection d'enveloppes de bouteilles, s'est piqué involontairement avec un brin de paille à l'œil gauche. Cet accident a entraîné la perte de cet organe. L'administration n'a été saisie d'aucune réclamation.

A la prison de Saint-Brieuc, le 11 juillet 1900, le nommé L...., employé à l'une des teilleuses à broyer le lin, s'est volontairement fait une blessure qui a nécessité l'amputation de l'index de la main droite ; lors de sa libération il était complètement rétabli. Cet individu semble avoir cherché en se mutilant à se soustraire au service militaire.

Services économiques. — A la prison du Havre, le 18 mars 1903, le nommé M...., condamné, qui était employé comme chauffeur de bains-douches, en descendant du grenier où est placée la chaudière, a manqué le premier échelon de l'échelle fixe et a glissé le long de cette échelle qui a 3 m. 50 de haut. M...., qui était libérable le surlendemain, a été envoyé à l'hôpital où il est décédé le 26 mars. Habitué de la prison où il occupait le même emploi, M.... n'avait pas de famille. Il n'y a pas eu de demande d'indemnité.

A Marseille, à la prison Chave, en août 1899, le nommé T...., prévenu, a fait une chute en allant chercher de l'eau pour nettoyer sa cellule. A la suite de cette chute se produisit un abcès phlegmoneux du coude droit. Le détenu reçut les soins nécessaires, qui amenèrent une guérison complète. A sa libération, le nommé T.... introduisit une demande en indemnité dont il se désista peu après.

En remontant à l'année 1890, on relève à la prison de Bagnères-de-Bigorre un accident ayant entraîné la mort de la victime. Le nommé T...., subissant une peine de deux mois de prison, était occupé à faire chauffer sur le fourneau de la cuisine une marmite contenant le coaltar dont on enduisait le soubassement des murs.

Pour se liquéfier dans les conditions voulues, le coaltar doit être chaud, et non bouillir.

Par distraction ou insouciance, T... laissa bouillir le coaltar, qui déborda, se répandit sur le fourneau et s'enflamma. En cherchant à retirer la marmite, T...., par suite d'un faux mouvement, renversa sur lui une partie de son contenu et fut grièvement brûlé. Transporté d'urgence à l'hôpital, il y succombait le lendemain.

La femme du nommé T.... engagea, devant le tribunal civil de Bagnères, une instance en payement d'une indemnité de 10.000 francs.

Cette demande a été rejetée, en 1902, par le tribunal, qui a, en outre, condamné la femme T.... aux dépens.

ANNEXE I

Industries exercées dans les maisons d'arrêt, de justice, et de correction

(Relevé tiré de la Statistique Pénitentiaire).

Service intérieur.
Agrafes, aiguilles, épingles, épinglettes, chaînes, chaînettes, chapelets, perles.
Allumettes, veilleuses, bouchons.
Bonneterie.
Broderies, dentelles, fleurs, ganterie, passementerie.
Brosserie, plumeaux, balais.
Cardage, dévidage, bobinage, moulinage, étoupe, épluchage, triage de laine, soie et coton, délissage de chiffons.
Cartonnage, boîtes à bougies, ballons, jouets d'enfants.
Chapellerie.
Chaussonnerie.
Copies, découpage de papier, papeterie, imagerie.
Corderie, filets de pêche, émouchettes.
Corderie et piquage.
Corroirie, sellerie, cuirs artificiels.
Couture.
Ébénisterie, menuiserie, tourneurs, tonneliers, saboticrs.
Enveloppes de bouteilles.
Espadrilles et sandales.
Filature de laine, chanvre, coton et soie.
Marbrerie, sculpture, ouvrages en plâtre, mosaïque, gravure.
Peignes.
Parapluies.
Serrurerie, quincaillerie, coutellerie, horlogerie, bijouterie, ferblanterie, chaudronnerie, chevillerie, blanchisserie de limes, couverts.
Tailleurs.
Tissage de fil, coton, laine et soie.
Toiles métalliques.
Tresses de paille, cabas, paillassons, sparterie, rempaillage de chaises, nattes en cheveux et en paille.
Triage de légumes, noix, moutarde, café, cassage de noix, d'amandes.
Vannerie.
Travaux divers.

ANNEXE II

Énumération des industries exploitées a la maison d'arrêt et de correction de Fresnes et produits du travail en 1902.

INDUSTRIES	HOMMES	FEMMES	TOTAL DU PRODUIT pendant l'année.
	fr. c.	fr. c.	fr. c.
Service intérieur	18.402 77	792 90	19.195 67
Agrafes pour bouteilles	7.835 52	»	7.835 52
Couture d'agrafes sur cartes	1.765 37	»	1.765 37
Lettres en perles	12.780 68	»	12.780 68
Attaches navettes	611 05	»	611 05
Plumes de volailles (triage et palmes)	15.014 03	»	15.014 03
Ballons pour illuminations	37.402 33	»	37.402 33
Chaussonnerie	17.315 14	»	17.315 14
Adresses sur bandes et sur enveloppes	8.170 10	»	8.170 10
Papier-dentelles	4.224 07	»	4.224 07
Articles de papeterie	11.077 35	»	11.077 35
Sacs en toile	6.099 16	1.327 41	7.426 57
Musettes	3.217 »	»	3.217 »
Cordonnerie	33 07	»	33 07
Confection d'objets de lingerie	»	5.036 15	5.036 15
Polissage et vernissage de tiges de riz	5.870 16	»	5.870 16
Articles en fil de fer	10.573 68	»	10.573 68
Ébarbage de cuivres	17.783 47	»	17.783 47
Pointes d'acier (Enquetage de)	7.485 22	»	7.485 22
Bourses en métal (cotte de mailles) trois fabricants	11.872 16	»	11.872 16
Liens en rotin pour les moissons	2.126 00	»	2.126 00
Vannerie	14.149 07	»	14.149 07
Détenus ayant travaillé à leur compte	50 »	»	50 »
Régie directe du travail	286 35	83 85	370 20
Brosserie	9.640 04	»	9.640 04
Travaux divers { Département de la Seine. Entretien des bâtiments. }	2.572 20	»	2.572 20
Triage de vieux papiers	266 30	»	266 30
Totaux	226.643 74	7.240 31	233.884 05
Total général	233.884 05		

ANNEXE III

FRAIS GÉNÉRAUX

DES INDUSTRIES EXPLOITÉES A FRESNES

INDUSTRIE DES ARTICLES D'ILLUMINATION

Effectif moyen................ 105

Produit du travail en 1902..... 37.402 fr. 33

CHARGES DE L'ENTREPRISE

	fr.
1° Dépenses faites au siège de la maison de commerce, pour l'atelier de la prison (*Loyer, personnel, commis, préparateurs, etc.*)................................	6.000
2° Dépenses faites à la prison :	
Entretien des locaux..................................	50
Personnel libre : 3 contremaîtres..........................	8.200
Personnel détenu : 1 écrivain, 2 chefs-ouvriers, 3 emballeurs..................................	2.500
Assurance, patente, impôts..........................	350
Transports des matières premières et des produits fabriqués..................................	3.500
Matériel, outillage et fournitures à la charge de l'entrepreneur (*Intérêt à 6 p. 100 et amortissement*)............	3.000
Approvisionnement de matières premières (*Intérêt à 6 p. 100 de cet approvisionnement*)..................	200
Entretien et fourniture de tabliers de travail............	»
Pertes de matières et malfaçons non remboursables sur le pécule..................................	1.000
Dépréciation des produits fabriqués dans les prisons de courtes peines, en raison de l'inaptitude marquée des ouvriers et du peu de durée de leur séjour...........	Mémoire.
Total..................................	24.800

INDUSTRIE DU TRIAGE DE PLUMES

Effectif moyen 75

Produit du travail en 1902 ...... 15.014 fr. 03

CHARGES DE L'ENTREPRISE

	fr.
1° Dépenses faites au siège de la maison de commerce, pour l'atelier de la prison (*Loyer, personnel, commis, préparateurs, etc.*)	1.500
2° Dépenses faites à la prison :	
Entretien des locaux	»
Personnel libre : 1 contremaître	2.000
Personnel détenu : 2 chefs ouvriers écrivains	950
Assurance, patente, impôts	125
Transports des matières premières et des produits fabriqués	300
Matériel, outillage et fournitures à la charge de l'entrepreneur (*Intérêt à 6 p. 100 et amortissement*)	25
Approvisionnement de matières premières (*Intérêt à 6 p. 100 de cet approvisionnement*)	300
Entretien et fourniture de tabliers de travail	»
Pertes de matières et malfaçons non remboursables sur le pécule	»
Dépréciation des produits fabriqués dans les prisons de courtes peines, en raison de l'inaptitude marquée des ouvriers et du peu de durée de leur séjour	Mémoire.
TOTAL	5.200

INDUSTRIE DE LA BROSSERIE

Effectif moyen.................. 75

Produit du travail en 1902:..... 9.649 fr. 94

CHARGES DE L'ENTREPRISE

	fr.
1° Dépenses faites au siège de la maison de commerce, pour l'atelier de la prison *(Loyer, personnel, commis, préparateurs, etc.)*....................................	3.000
2° Dépenses faites à la prison :	
Entretien des locaux....................................	20
Personnel libre : 1 contremaître..........................	2.700
Personnel détenu : 1 écrivain chef ouvrier, 1 homme de peine....................................	700
Assurance, patente, impôts..........................	100
Transports des matières premières et des produits fabriqués....................................	3.500
Matériel, outillage et fournitures à la charge de l'entrepreneur *(Intérêt à 6 p. 100 et amortissement)*.............	300
Approvisionnement de matières premières *(Intérêt à 6 p. 100 de cet approvisionnement)*..........................	200
Entretien et fourniture de tabliers de travail............	100
Pertes de matières et malfaçons non remboursables sur le pécule....................................	»
Dépréciation des produits fabriqués dans les prisons de courtes peines, en raison de l'inaptitude marquée des ouvriers et du peu de durée de leur séjour..........	Mémoire.
Total....................................	10.620

INDUSTRIE DES LIENS EN ROTINS

Effectif moyen.................. 25

Produit du travail en 1902...... 2.126 fr. 90

CHARGES DE L'ENTREPRISE

	fr.
1° Dépenses faites au siège de la maison de commerce, pour l'atelier de la prison (*Loyer, personnel, commis, préparateurs, etc.*)................................	600
2° Dépenses faites à la prison :	
Entretien des locaux..................................	20
Personnel libre......................................	»
Personnel détenu : 1 écrivain chef ouvrier................	400
Assurance, patente, impôts.............................	50
Transports des matières premières et des produits fabriqués..	1.350
Matériel, outillage et fournitures à la charge de l'entrepreneur (*Intérêt à 6 p. 100 et amortissement*).............	200
Approvisionnement de matières premières (*Intérêt à 6 p. 100 de cet approvisionnement*).....................	100
Entretien et fourniture de tabliers de travail.............	»
Pertes de matières et malfaçons non remboursables sur le pécule...	»
Dépréciation des produits fabriqués dans les prisons de courtes peines, en raison de l'inaptitude marquée des ouvriers et du peu de durée de leur séjour............	Mémoire.
TOTAL..................................	2.720

INDUSTRIE DES AGRAFES EN FIL DE FER

Effectif moyen................ 75
Produit du travail en 1902....... 7.835 fr. 52

CHARGES DE L'ENTREPRISE

	fr.
1° Dépenses faites au siège de la maison de commerce, pour l'atelier de la prison (*Loyer, personnel, commis, préparateurs, etc.*)................................	4.000
2° Dépenses faites à la prison :	
Entretien des locaux..............................	20
Personnel libre : le patron est son propre contremaître......	3.000
Personnel détenu : 1 chef ouvrier détenu, 1 préparateur..	700
Assurance, patente, impôts........................	50
Transports des matières premières et des produits fabriqués..	2.200
Matériel, outillage et fournitures à la charge de l'entrepreneur (*Intérêt à 6 p. 100 et amortissement*)................	600
Approvisionnement des matières premières (*Intérêt à 6 p. 100 de cet approvisionnement*)........................	200
Entretien et fourniture de tabliers de travail................	»
Pertes de matières et malfaçons non remboursables sur le pécule..	50
Dépréciation des produits fabriqués dans les prisons de courtes peines, en raison de l'inaptitude marquée des ouvriers et du peu de durée de leur séjour........................	Mémoire.
TOTAL..............................	10.820

INDUSTRIE DE LA COUTURE DES AGRAFES

Effectif moyen 22

Produit du travail en 1902........ 1.765 fr. 37

CHARGES DE L'ENTREPRISE

	fr.
1° Dépenses faites au siège de la maison de commerce pour l'atelier de la prison (*Loyer, personnel, commis, préparateurs, etc.*)....................................	200
2° Dépenses faites à la prison :	
Entretiens des locaux................................	10
Personnel libre : 1 contremaître (deux heures par jour)..	300
Personnel détenu....................................	»
Assurance, patente, impôts	50
Transports des matières premières et des produits fabriqués..	1.500
Matériel, outillage et fournitures à la charge de l'entrepreneur (*Intérêt à 6 p. 100 et amortissement*)..............	150
Approvisionnement des matières premières (*Intérêt à 6 p. 100 de cet approvisionnement*)...........................	20
Entretien et fourniture de tabliers de travail.............	»
Pertes de matières et malfaçons non remboursables sur le pécule..	»
Dépréciation des produits fabriqués dans les prisons de courtes peines, en raison de l'inaptitude marquée des ouvriers et du peu de durée de leur séjour............	»
TOTAL....................................	2.230

INDUSTRIE DES PIÈGES ET AUTRES OUVRAGES MÉTALLIQUES

Effectif moyen.................. 40

Produit du travail en 1902..... 10.573 fr. 68

CHARGES DE L'ENTREPRISE

	fr.
1° Dépenses faites au siège de la maison de commerce, pour l'atelier de la prison (*Loyer, personnel, commis, préparateurs, etc.*)................................	1.800
2° Dépenses faites à la prison :	
Entretien des locaux..	20
Personnel libre : 1 contremaître..........................	2.400
Personnel détenu : 1 écrivain chef ouvrier................	450
Assurance, patente, impôts....................................	75
Transports des matières premières et des produits fabriqués..	2.500
Matériel, outillage et fournitures à la charge de l'entrepreneur (*Intérêt à 6 p.100 et amortissement*)...............	300
Approvisionnement de matières premières (*Intérêt à 6 p. 100 de cet approvisionnement*)	60
Entretien et fourniture de tabliers de travail..............	»
Pertes de matières et malfaçons non remboursables sur le pécule..	»
Dépréciation des produits fabriqués dans les prisons de courtes peines, en raison de l'inaptitude marquée des ouvriers et du peu de durée de leur séjour..............	Mémoire.
Total..................................	7.605

INDUSTRIE DE LA COPISTERIE

Effectif moyen............... 30
Produit du travail en 1902...... 8.170 fr. 14

CHARGES DE L'ENTREPRISE

	fr.
1° Dépenses faites au siège de la maison de commerce, pour l'atelier de la prison (*Loyer, personnel, commis, préparateurs, etc.*)..	2.400
2° Dépenses faites à la prison:	
Entretien des locaux..................................	»
Personnel libre : 1 contremaître........................	1.880
Personnel détenu : 1 écrivain chef ouvrier..............	450
Assurance, patente, impôts.............................	150
Transports des matières premières et des produits fabriqués..	1.500
Matériel, outillage et fournitures à la charge de l'entrepreneur (*Intérêt à 6 p. 100 et amortissement*). Achats de documents et rectification des adresses par suite de changements de domiciles..	5.000
Approvisionnement de matières premières (*Intérêt à 6 p. 100 de cet approvisionnement*).............................	»
Entretien et fourniture de tabliers de travail............	»
Pertes de matières et malfaçons non remboursables sur le pécule..	»
Dépréciation des produits fabriqués dans les prisons de courtes peines, en raison de l'inaptitude marquée des ouvriers et du peu de durée de leur séjour...........	Mémoire.
Total................................	11.380

INDUSTRIE DU PAPIER DENTELLE

Effectif moyen.................. 17

Produit du travail en 1902....... 4.224 fr. 07

CHARGES DE L'ENTREPRISE

	fr.
1° Dépenses faites au siège de la maison de commerce, pour l'atelier de la prison (*Loyer, personnel, commis, préparateurs, etc.*)......	1.500
2° Dépenses faites à la prison :	
Entretien des locaux......	10
Personnel libre : 1 contremaître......	1.050
Personnel détenu : 1 écrivain chef ouvrier......	400
Assurance, patente, impôts......	50
Transports des matières premières et des produits fabriqués......	650
Matériel, outillage et fournitures à la charge de l'entrepreneur (*Intérêt à 6 p. 100 et amortissement*)......	3.000
Approvisionnement de matières premières (*Intérêt à 6 p. 100 de cet approvisionnement*)......	25
Entretien et fourniture de tabliers de travail......	»
Pertes de matières et malfaçons non remboursables sur le pécule......	»
Dépréciation des produits fabriqués dans les prisons de courtes peines, en raison de l'inaptitude marquée des ouvriers et du peu de durée de leur séjour......	Mémoire.
TOTAL......	7.585

INDUSTRIE DE LA PAPETERIE

Effectif moyen 40

Produit du travail en 1902....... 11.077 fr. 35

CHARGES DE L'ENTREPRISE

	fr.
1° Dépenses faites au siège de la maison de commerce, pour l'atelier de la prison (*Loyer, personnel, commis, préparateurs, etc.*)..................................	3.200
2° Dépenses faites à la prison :	
Entretien des locaux..................................	30
Personnel libre..................................	»
Personnel détenu : 1 écrivain chef ouvrier, 2 emballeurs...	1.425
Assurance, patente, impôts..................................	200
Transports des matières premières et des produits fabriqués..................................	3.300
Matériel, outillage et fournitures à la charge de l'entrepreneur (*Intérêt à 6 p. 100 et amortissement*)..............	200
Approvisionnement de matières premières (*Intérêt à 6 p. 100 de cet approvisionnement*)..................................	100
Entretien et fourniture de tabliers de travail..............	200
Pertes de matières et malfaçons non remboursables sur le pécule..................................	700
Dépréciation des produits fabriqués dans les prisons de courtes peines, en raison de l'inaptitude marquée des ouvriers et du peu de durée de leur séjour...........	Mémoire.
Total..................................	9.355

INDUSTRIE DES BOURSES COTTES DE MAILLES
(Mme Vve R...)

Effectif moyen.................. 30
Produit du travail en 1902..... 8,210 fr. 29

CHARGES DE L'ENTREPRISE

	fr.
1° Dépenses faites au siège de la maison de commerce, pour l'atelier de la prison (*Loyer, personnel, commis, préparateurs, etc*)..	1.200
2° Dépenses faites à la prison:	
Entretien des locaux..................................	»
Personnel libre : 1 contremaître, qui prépare le travail au siège de la maison de commerce et qui surveille les détenus en prison.	1.660
Personnel détenu : 1 écrivain chef ouvrier...............	500
Assurance, patente, impôts............................	100
Transport des matières premières et des produits fabriqués....................................	50
Matériel, outillage et fournitures à la charge de l'entrepreneur (*Intérêt à 6 p. 100 et amortissement*)............	600
Approvisionnement de matières premières (*Intérêt à 6 p. 100 de cet approvisionnement*).........................	»
Entretien et fourniture de tabliers de travail...........	»
Pertes de matières et malfaçons non remboursables sur le pécule....................................	200
Dépréciation des produits fabriqués dans les prisons de courtes peines, en raison de l'inaptitude marquée des ouvriers et du peu de durée de leur séjour...........	Mémoire.
Total....................................	4.310

INDUSTRIE DES CHAUSSONS EN TRESSE

Effectif moyen.................. 100

Produit du travail en 1902..... 17.315 fr. 14

CHARGES DE L'ENTREPRISE

	fr.
1° Dépenses faites au siège de la maison de commerce, pour l'atelier de la prison (*Loyer, personnel, commis, préparateurs, etc.*)..	3.000
2° Dépenses faites à la prison :	
Entretien des locaux....................................	30
Personnel libre : 1 contremaître.........................	3.000
Personnel détenu : 1 écrivain, 1 chef ouvrier............	900
Assurance, patente, impôts...............................	350
Transports des matières premières et des produits fabriqués..	200
Matériel, outillage et fournitures à la charge de l'entrepreneur (*Intérêt à 6 p. 100 et amortissement*)..............	200
Approvisionnement de matières premières (*Intérêt à 6 p. 100 de cet approvisionnement*)............................	200
Entretien et fourniture de tabliers de travail.............	300
Pertes de matières et malfaçons non remboursables sur le pécule..	100
Dépréciation des produits fabriqués dans les prisons de courtes peines, en raison de l'inaptitude marquée des ouvriers et du peu de durée de leur séjour..........	Mémoire.
TOTAL..............................	8.280

INDUSTRIE DES MUSETTES

Effectif moyen.................. 15

Produit du travail en 1902..... 3.217 francs.

CHARGES DE L'ENTREPRISE

	fr.
1° Dépenses faites au siège de la maison de commerce, pour l'atelier de la prison *(Loyer, personnel, commis, préparateurs, etc.)*..............................	600
2° Dépenses faites à la prison :	
Entretien des locaux..............................	10
Personnel libre : 1 contre-maître 2 fois par semaine........	400
Personnel détenu : 1 écrivain chef ouvrier..............	450
Assurance, patente, impôts..............................	25
Transports des matières premières et des produits fabriqués..............................	300
Matériel, outillage et fournitures à la charge de l'entrepreneur *(Intérêt à 6 p. 100 et amortissement)*............	25
Approvisionnement de matières premières *(Intérêt à 6 p. 100 de cet approvisionnement)*..................	30
Entretien et fourniture de tabliers de travail............	»
Pertes de matières et malfaçons non remboursables sur le pécule..............................	»
Dépréciation des produits fabriqués dans les prisons de courtes peines, en raison de l'inaptitude marquée des ouvriers et du peu de durée de leur séjour	Mémoire.
TOTAL..............................	1.840

INDUSTRIE DE LA GROSSE VANNERIE

Effectif moyen............... 50

Produit du travail en 1902.... 14.149 fr. 97

CHARGES DE L'ENTREPRISE

	fr.
1° Dépenses faites au siège de la maison de commerce, pour l'atelier de la prison (*Loyer, personnel, commis, préparateurs, etc.*)....................................	3.500
2° Dépenses faites à la prison :	
Entretien des locaux....................................	30
Personnel libre : 1 contremaître........................	1.020
Personnel détenu : 1 écrivain, 1 chef ouvrier...........	1,000
Assurance, patente, impôts..............................	300
Transports des matières premières et des produits fabriqués....................................	3.000
Matériel, outillage et fournitures à la charge de l'entrepreneur (*Intérêt à 6 p. 100 et amortissement*)............	150
Approvisionnement de matières premières (*Intérêt à 6 p. 100 de cet approvisionnement*)............................	80
Entretien et fourniture de tabliers de travail.............	200
Pertes de matières et malfaçons non remboursables sur le pécule....................................	100
Dépréciation des produits fabriqués dans les prisons de courtes peines, en raison de l'inaptitude marquée des ouvriers et du peu de durée de leur séjour..........	Mémoire.
TOTAL....................................	10,280

INDUSTRIE DES LETTRES EN PERLES

Effectif moyen.................... 70
Produit du travail en 1902...... 12.789 fr. 68

CHARGES DE L'ENTREPRISE

	fr.
1° Dépenses faites au siège de la maison de commerce, pour l'atelier de la prison (*Loyer, personnel, commis préparateurs, etc.*)..	1.200
2° Dépenses faites à la prison :	
Entretien des locaux....................................	20
Personnel libre : 1 contremaître................................	2.400
Personnel détenu : 1 écrivain chef ouvrier, 1 emballeur..	510
Assurance, patente, impôts................................	100
Transports des matières premières et des produits fabriqués..	900
Matériel, outillage et fournitures à la charge de l'entrepreneur (*Intérêt à 6 p. 100 et amortissement*)..................	100
Approvisionnement de matières premières (*Intérêt à 6 p. 100 de cet approvisionnement*)................................	50
Entretien et fourniture de tabliers de travail................	»
Pertes de matières et malfaçons non remboursables sur le pécule..	50
Dépréciation des produits fabriqués dans les prisons de courtes peines, en raison de l'inaptitude marquée des ouvriers et du peu de durée de leur séjour..................................	Mémoire.
Total....................................	5.330

INDUSTRIE DES BOURSES COTTES DE MAILLES
(M. M.......)

Effectif moyen................ 20

Produit du travail en 1902.... 2.355 fr. 67

CHARGES DE L'ENTREPRISE

	fr.
1° Dépenses faites au siège de la maison de commerce, pour l'atelier de la prison (*Loyer, personnel, commis, préparateurs, etc.*)................................	800
2° Dépenses faites à la prison :	
Entretien des locaux................................	»
Personnel libre : 1 contremaître 4 fois par semaine.......	1.000
Personnel détenu : 1 écrivain chef ouvrier..............	450
Assurance, patente, impôts...........................	60
Transports des matières premières et des produits fabriqués...	»
Matériel, outillage et fournitures à la charge de l'entrepreneur (*Intérêt à 6 p. 100 et amortissement*)............	200
Approvisionnement de matières premières (*Intérêt à 6 p. 100 de cet approvisionnement*).........................	»
Entretien et fourniture de tabliers de travail	»
Pertes de matières et malfaçons non remboursables sur le pécule..	150
Dépréciation des produits fabriqués dans les prisons de courtes peines, en raison de l'inaptitude marquée des ouvriers et du peu de durée de leur séjour..........	Mémoire.
TOTAL..............................	2.660

INDUSTRIE DES BOURSES COTTES DE MAILLES
(Mlle V.....)

Effectif moyen 15

Produit du travail en 1902 ..... 1.306 fr. 20

CHARGES DE L'ENTREPRISE

	fr.
1° Dépenses faites au siège de la maison de commerce, pour l'atelier de la prison (*Loyer, personnel, commis, préparateurs, etc.*)	800
2° Dépenses faites à la prison :	
Entretien des locaux	»
Personnel libre : 1 contremaître une fois par semaine	450
Personnel détenu : 1 chef ouvrier	300
Assurance, patente, impôts	60
Transports des matières premières et des produits fabriqués	»
Matériel, outillage et fournitures à la charge de l'entrepreneur (*Intérêt à 6 p. 100 et amortissement*)	200
Approvisionnement de matières premières (*Intérêt à 6 p. 100 de cet approvisionnement*)	»
Entretien et fourniture de tabliers de travail	»
Pertes de matières et malfaçons non remboursables sur le pécule	150
Dépréciation des produits fabriqués dans les prisons de courtes peines, en raison de l'inaptitude marquée des ouvriers et du peu de durée de leur séjour	Mémoire.
TOTAL	1.960

INDUSTRIE DES POINTES D'ACIER
(Enquoutage.)

Effectif moyen 60

Produit du travail en 1902....... 7.485 fr. 22

CHARGES DE L'ENTREPRISE

	fr.
1° Dépenses faites au siège de la maison de commerce, pour l'atelier de la prison (*Loyer, personnel, commis, préparateurs, etc.*)	200
2° Dépenses faites à la prison :	
Entretien des locaux	20
Personnel libre : le fabricant est son propre contremaître....	3.000
Personnel détenu : 2 chefs ouvriers..........................	625
Assurance, patente, impôts	950
Transports des matières premières et des produits fabriqués...	300
Matériel, outillage et fournitures à la charge de l'entrepreneur (*Intérêt à 6 p. 100 et amortissement*)	50
Approvisionnement de matières premières (*Intérêt à 6 p. 100 de cet approvisionnement*)........................	10
Entretien et fourniture de tabliers de travail	»
Pertes de matières et malfaçons non remboursables sur le pécule...................................	»
Dépréciation des produits fabriqués dans les prisons de courtes peines, en raison de l'inaptitude marquée des ouvriers et du peu de durée de leur séjour	Mémoire.
TOTAL..................................	5.455

INDUSTRIE DE L'ÉBARBAGE

Effectif moyen................ 65

Produit du travail en 1902.... 17.783 fr. 47

CHARGES DE L'ENTREPRISE

	fr.
1° Dépenses faites au siège de la maison de commerce, pour l'atelier de la prison (*Loyer, personnel, commis, préparateurs, etc.*)......	3.100
2° Dépenses faites à la prison :	
Entretien des locaux......	20
Personnel libre : : contremaître......	3.000
Personnel détenu : 1 écrivain chef ouvrier, 1 homme de peine......	1.000
Assurance, patente, impôts......	200
Transports des matières premières et des produits fabriqués......	3.500
Matériel, outillage et fournitures à la charge de l'entrepreneur (*Intérêt à 6 p. 100 et amortissement*)......	4.400
Approvisionnement de matières premières (*Intérêt à 6 p. 100 de cet approvisionnement*)......	»
Entretien et fourniture de tabliers de travail......	»
Pertes de matières et malfaçons non remboursables sur le pécule......	»
Dépréciation des produits fabriqués dans les prisons de courtes peines, en raison de l'inaptitude marquée des ouvriers et du peu de durée de leur séjour......	Mémoire.
TOTAL......	15.370

INDUSTRIE DE POLISSAGE ET VERNISSAGE DE TIGES DE RIZ

Effectif moyen................ 30

Produit du travail en 1902.... 5.870 fr. 16

CHARGES DE L'ENTREPRISE

	fr.
1° Dépenses faites au siège de la maison de commerce, pour l'atelier de la prison *(Loyer, personnel, commis, préparateurs, etc.)*....................................	3.500
2° Dépenses faites à la prison :	
Entretien des locaux................................	20
Personnel libre : 1 contremaître........................	1.800
Personnel détenu : 1 chef ouvrier, 1 homme de peine....	700
Assurance, patente, impôts............................	75
Transports des matières premières et des produits fabriqués..	4.600
Matériel, outillage et fournitures à la charge de l'entrepreneur *(Intérêt à 6 p. 100 et amortissement)*............	200
Approvisionnement de matières premières *(Intérêt à 6 p. 100 de cet approvisionnement)*..............................	100
Entretien et fourniture de tabliers de travail............	»
Pertes de matières et malfaçons non remboursables sur le pécule..	»
Dépréciation des produits fabriqués dans les prisons de courtes peines, en raison de l'inaptitude marquée des ouvriers et du peu de durée de leur séjour..........	Mémoire.
Total..............................	10.995

INDUSTRIE DE LA CONFECTION ET DU RACCOMMODAGE DE SACS

Effectif moyen................. 100

Produit du travail en 1902.... 7.426 fr. 57

CHARGES DE L'ENTREPRISE

	fr.
1° Dépenses faites au siège de la maison de commerce, pour l'atelier de la prison (*Loyer, personnel, commis, préparateurs, etc.*)................................	6.000
2° Dépenses faites à la prison :	
Entretien des locaux................................	50
Personnel libre : 1 contremaître, 1 contremaîtresse.......	2.300
Personnel détenu : 1 chef ouvrier écrivain, 1 homme de peine................................	700
Assurance, patente, impôts................................	200
Transports des matières premières et des produits fabriqués................................	4.100
Matériel, outillage et fournitures à la charge de l'entrepreneur (*Intérêt à 6 p. 100 et amortissement*)..............	50
Approvisionnement de matières premières (*Intérêt à 6 p. 100 de cet approvisionnement*)................................	100
Entretien et fourniture de tabliers................................	»
Pertes de matières et malfaçons non remboursables sur le pécule................................	»
Dépréciation des produits fabriqués dans les prisons de courtes peines, en raison de l'inaptitude marquée des ouvriers et du peu de durée de leur séjour..........	Mémoire.
TOTAUX................................	13.500

INDUSTRIE DE LA LINGERIE

Effectif moyen................ 95

Produit du travail en 1902 (7 mois). 5.036 fr. 15

CHARGES DE L'ENTREPRISE

	fr.
1° Dépenses faites au siège de la maison de commerce, pour l'atelier de la prison (*Loyer, personnel, commis, préparateurs, etc.*)................	1.200
2° Dépenses faites à la prison :	
Entretien des locaux................	»
Personnel libre : 1 contremaîtresse................	720
Personnel détenu : 1 chef ouvrière................	216
Assurance, patente, impôts................	100
Transports des matières premières et des produits fabriqués................	200
Matériel, outillage et fournitures à la charge de l'entrepreneur. (*Intérêt à 6 p. 000 et amortissement*)................	100
Approvisionnement de matières premières (*Intérêt à 6 p. 100 de cet approvisionnement*)................	50
Entretien et fourniture de tabliers de travail................	»
Pertes de matières et malfaçons non remboursables sur le pécule................	»
Dépréciation des produits fabriqués dans les prisons de courtes peines, en raison de l'inaptitude marquée des ouvriers et du peu de durée de leur séjour................	Mémoire.
Total................	2.586

MAISONS CENTRALES
DE FORCE ET DE CORRECTION
ET PÉNITENCIERS AGRICOLES

Établissements.

Au 31 décembre 1902, abstraction faite des maisons d'arrêt cellulaires, les établissements de la Métropole destinés à l'exécution des longues peines étaient :

1° Pour les hommes.

Neuf maisons centrales de force et de correction situées sur le territoire continental de la France, savoir :

Beaulieu (Calvados).
Clairvaux (Aube).
Fontevrault (Maine-et-Loire).
Loos (Nord).
Melun (Seine-et-Marne).
Nîmes (Gard).
Poissy (Seine-et-Oise).
Riom (Puy-de-Dôme).
Thouars (Deux-Sèvres).

Deux pénitenciers agricoles situés en Corse :

Castelluccio.
Chiavari.

2° Pour les femmes.

Trois maisons centrales de force et de correction, savoir :

Clermont (Oise).
Montpellier (Hérault).
Rennes (Ille-et-Vilaine).

Soit un total de 14 établissements.

Organisation du travail.

Le travail est organisé soit en régie, soit en entreprise.

Au 31 décembre 1902, les travaux industriels ne faisaient l'objet d'une entreprise générale que dans une maison centrale d'hommes, celle de Thouars, et dans deux maisons centrales de femmes, celles de Clermont et de Rennes. Dans ces deux derniers établissements, l'entrepreneur général exploitait directement la main-d'œuvre pénale.

Dans les pénitenciers agricoles de Corse, il n'est pas effectué de travaux industriels, sauf, cependant, dans un petit atelier de confection de galoches destinées à chausser exclusivement les détenus de l'établissement, que l'État exploite en régie directe au pénitencier agricole de Chiavari.

Dans ces pénitenciers, les détenus sont occupés soit à des travaux agricoles, soit au service général. Aussi a-t-il paru indispensable de distinguer, pour les établissements d'hommes, les maisons centrales de France des pénitenciers agricoles de Corse.

Apprentissage.

Dans toutes les maisons centrales d'hommes ainsi qu'à la maison centrale de femmes de Montpellier, il est fait une distinction des détenus travailleurs en ouvriers et en apprentis. Cette distinction n'est point faite dans les autres établissements.

Les conditions de l'apprentissage des détenus varient dans les divers établissements, suivant la nature de l'industrie. Elles vont être indiquées ci-après :

MAISON CENTRALE DE BEAULIEU

Cordonnerie. — La durée de l'apprentissage varie de un à deux mois; elle dépend des dispositions de l'apprenti. L'apprenti est placé sous la direction d'un ouvrier détenu qui touche, à titre de compensation pour le temps qu'il perd, le montant de la main-d'œuvre revenant à l'apprenti.

Corsets. — L'apprentissage est d'un mois. Pendant la première quinzaine, l'apprenti reçoit o fr. 35 par jour, et, pendant la deuxième quinzaine, il reçoit o fr. 70.

Galoches. — L'apprentissage est fixé à un mois. Pendant ce temps, c'est le détenu, chef d'apprentissage, qui profite du produit de la main-d'œuvre revenant à l'apprenti.

Menuiserie. — L'apprentissage varie de trois à six mois. Il est plus ou moins long suivant que l'apprenti est plus ou moins intelligent, plus ou moins habile. Le chef d'apprentissage profite du montant de la main-d'œuvre revenant à l'apprenti. Ce dernier reçoit une gratification à titre d'encouragement.

Sacs en papier. — Le travail est des plus faciles et ne nécessite pas d'apprentissage.

Tissage métallique. — La durée de l'apprentissage n'est que de quelques jours. C'est le chef d'apprentissage qui touche, à titre de rémunération pour le temps qu'il perd, le montant de la main-d'œuvre de l'apprenti.

MAISON CENTRALE DE CLAIRVAUX

Lits en fer. — Durée de l'apprentissage : vingt jours payés, savoir :

	fr. c.	
10 jours à........................	0 50	par jour.
10 — à........................	0 75	—

Chaussonnerie. — Durée de l'apprentissage : un mois. Le salaire de l'apprenti, dont le travail est payé suivant le tarif général, profite à son codétenu, maître d'apprentissage, pour dédommager ce dernier du temps consacré à l'apprenti.

Cordonnerie. — Durée de l'apprentissage : deux mois payés, savoir :

	fr. c.	
1er mois à........................	0 50	par jour.
2e — à........................	0 75	—

Verrerie. — Durée de l'apprentissage : cinq mois, payés comme suit :

	fr. c.	
1er mois à	0 25	par jour.
2e — à	0 50	—
3e — à	0 60	—
4e — à	0 75	—
5e — à	1 00	—

Filets à provision. — Pas d'apprentissage : une journée suffit pour être au courant du travail.

Tresse de jonc et de paille. — Pas d'apprentissage : une journée est suffisante pour apprendre à travailler.

MAISON CENTRALE DE FONTEVRAULT

Tissage mécanique. — L'apprentissage est placé sous la surveillance du contremaître libre. Il ne saurait être inférieur à trois mois. L'apprenti travaille pour son compte, dès le premier jour, et il est payé sur le taux du dernier tarif. Il passe ouvrier dès qu'il est à même de tisser convenablement 300 mètres de toile ou de droguet.

Les trameurs et apprêteurs, qui font en quelque sorte, partie du même atelier, ne sont pas soumis à l'apprentissage.

Tailleurs. — L'apprenti est confié à un détenu ouvrier tailleur. La durée de l'apprentissage est de trois mois. L'ouvrier bénéficie, pendant un mois, du travail de son apprenti ; l'apprenti est payé, pendant les deux autres mois, sur le taux du demi-tarif.

Saboterie. — L'apprenti est confié à un détenu ouvrier. L'apprentissage est de trois semaines. Le travail de l'apprenti appartient tout entier au chef d'apprentissage.

Chaussonnerie. — Le travail de l'apprenti profite au détenu, chef d'apprentissage. La durée de l'apprentissage est de, savoir :

A la forme	15	jours d'apprentissage.
— mécanique..............	8	— —

Ébénisterie. — (Apprentis ébénistes). Quatre périodes de deux mois chacune. Les apprentis reçoivent :

		fr. c.	
Pendant la 1re période	....	0 30	par jour.
— 2e —	....	0 35	—
— 3e —	....	0 45	—
— 4e —	....	0 55	—

Ce sont les détenus, chefs d'apprentissage, qui payent leurs apprentis, mais ils jouissent du produit de leur travail.

(Apprentis tourneurs et sculpteurs). Même durée d'apprentissage; même rétribution pour les apprentis. Toutefois cette rétribution incombe au confectionnaire et non aux chefs d'apprentissage.

Boutons. — La surveillance des apprentis et de leur apprentissage est confiée à un chef ouvrier détenu payé à la journée.

La durée de l'apprentissage est de trois mois, pour les découpeurs, tourneurs, perceurs et trieurs; de huit jours pour les encarteurs.

Le salaire est payé par le confectionnaire sur le taux du demi-tarif pour les 4 premières catégories; sur le taux du tarif complet pour la dernière.

A proprement parler, les encarteurs ne font aucun apprentissage.

Mécanique. — Durée de l'apprentissage : quatre-vingt-dix jours, divisés en quatre périodes :

		fr. c.	
1re période, 22 jours à	....	0 20	par jour.
2e — 22 —	....	0 25	—
3e — 23 —	....	0 33	—
4e — 23 —	....	0 50	—

Les apprentis sont payés par le confectionnaire, mais le produit de leur travail est attribué à leurs chefs d'apprentissage.

Cordonnerie. — *Ravaudeurs.* — *Buandiers.* — Pas d'apprentissage. On n'occupe généralement qu'un seul cordonnier, 10 ravaudeurs et 10 buandiers; de sorte que ces 3 dernières catégories ne constituent pas un atelier proprement dit.

MAISON CENTRALE DE LOOS

Cordonnerie. — L'apprentissage s'effectue dans les conditions suivantes :

			fr. c.
1° montage cousu et cloué.	30 jours d'apprentissage payés, savoir :	10 jours à	0 80
2° déforme chaussures.		—	0 55
3° couture.		—	0 85
4° déforme chaussons. 10 jours d'appren-tissage payés, savoir :		5 —	0 20
		5 —	0 30

Les apprentis sont payés par le confectionnaire. Le travail est acquis au détenu chef d'apprentissage.

Lits en fer. — Pour tous les genres de travaux : monteurs, forgerons, boiseurs et garnisseurs, la durée de l'apprentissage est de soixante jours, divisés en quatre périodes de quinze jours pour la rémunération. L'apprenti est payé par le détenu chef d'apprentissage, qui, naturellement, profite de son travail. La durée de l'apprentissage peut être réduite lorsque l'apprenti possède déjà des aptitudes professionnelles.

	fr. c.	
La 1re quinzaine est payée.............	0 25	par jour.
— 2e — —	0 40	—
— 3e — —	0 60	—
— 4e — —	0 85	—

Fabrication et vernissage de boîtes et coffrets. — L'apprentissage est de quinze jours, divisés en deux périodes de huit jours :

	fr. c.	
La 1re période est payée..............	0 40	par jour.
— 2e — —	0 75	—

Les apprentis sont payés par le confectionnaire.

Le travail reste acquis au chef d'apprentissage.

Tissage de toile (à la main). — La durée de l'apprentissage n'est pas limitée. L'apprenti doit tisser pour le compte de son chef d'apprentissage deux coupons de toile ; après quoi il travaille à son compte et est responsable du travail qui lui est confié. Pendant toute la durée de l'apprentissage (vingt jours environ), l'apprenti ne reçoit aucune rémunération.

Sacs en toile. — Cette industrie n'exige pas d'apprentissage,

MAISON CENTRALE DE MELUN

Les détenus classés pour la première fois dans un atelier sont placés en apprentissage auprès d'un de leurs codétenus qui leur enseigne le travail. Les contremaîtres libres ou les concessionnaires eux-mêmes participent à cet enseignement.

Dans deux industries, aux sièges (cannage de chaises, en entreprise) et aux tailleurs (régie), les apprentis sont rémunérés par leur codétenu patron d'apprentissage, qui bénéficie de leur travail. Le chiffre de la rémunération se modifie suivant les périodes de l'apprentissage; il est fixé par un tarif.

Dans les autres industries, les apprentis sont payés, d'après le tarif, par les concessionnaires. Dans ce cas le patron d'apprentissage ne bénéficie pas du travail de son apprenti.

Aux liens, aux chaînes d'acier, à l'horlogerie et aux tissus métalliques, il n'y a pas d'apprentissage.

MAISON CENTRALE DE NIMES

L'apprentissage des détenus travailleurs s'effectue en une ou plusieurs périodes suivant le genre de travail.

L'ouvrier ne paye à son apprenti qu'une redevance variant de 0 fr. 10 à 0 fr. 50 par jour pendant un délai de quinze jours à trois mois suivant les difficultés de travail.

MAISON CENTRALE DE POISSY

Les apprentissages se font, dans l'établissement, sous la surveillance de contremaîtres libres, et dans une industrie (tailleurs) sous celle du confectionnaire lui-même.

Dans les industries où l'enseignement professionnel exige un apprentissage individuel de tous les instants, le détenu apprenti est placé à côté d'un détenu bon travailleur, qui, par l'exemple plus que par la parole, indique au débutant les détails de la fabrication. Cet enseignement permet de respecter, autant qu'il est possible, la règle du silence, prescrite entre détenus; il ne présente pas d'inconvénients sérieux, les explications verbales nécessaires étant données par les contremaîtres libres. Dans la généralité des cas, le détenu, chef d'apprentissage, bénéficie partiellement du travail de l'apprenti, pendant la période de temps fixée pour l'apprentissage, qui est ordinairement de courte durée (quinze jours, un mois, exceptionnellement davantage).

MAISON CENTRALE DE RIOM

Tous les détenus classés dans les ateliers subissent en entrant une période d'apprentissage, ainsi fixée: elle est de dix jours pour les ateliers des toiles métalliques et de la boissellerie et de quinze jours pour l'industrie des corsets.

Les confectionnaires ne sont tenus à aucune rétribution pendant le temps d'apprentissage, le travail obtenu servant à compenser la perte de quelques matières provenant de l'inexpérience des apprentis.

Sont dispensés d'apprentissage les détenus qui, en arrivant dans l'établissement, peuvent justifier de connaissances satisfaisantes de l'industrie dans laquelle ils sont classés.

MAISON CENTRALE DE THOUARS

L'apprentissage est fait par l'enseignement de contremaîtres libres et de contremaîtres détenus, choisis parmi les ouvriers les plus habiles et de conduite irréprochable.

MAISON CENTRALE DE MONTPELLIER

L'apprentissage des détenues se fait avec le concours soit d'une contremaîtresse, soit d'une des meilleures ouvrières de l'atelier; dans ce cas, cette dernière est payée à la journée ou il lui est tenu compte, par le confectionnaire, du temps perdu, qui lui est payé au taux moyen de son gain journalier.

Situation et autorité des contremaîtres libres au regard des détenus travailleurs.

Il y a des contremaîtres libres dans tous les établissements, sauf dans les pénitenciers agricoles de Castelluccio et de Chiavari.

Ces contremaîtres libres sont payés par l'exploitant de l'atelier. Ils sont placés sous l'autorité et le contrôle de l'Administration locale pour tout ce qui touche au bon ordre et à la discipline de l'établissement.

Leur rôle à l'atelier se borne à délivrer les matières premières et les outils, à distribuer le travail, à en assurer la bonne exécution ainsi que la réception, et à établir, conformément aux tarifs en vigueur, le chiffre de ce qui est dû à chaque détenu travailleur, sous le contrôle et la vérification de l'Administration.

Les contremaîtres libres peuvent donner des conseils ou des ordres pour l'exécution du travail, ils signalent les malfaçons à l'Administration; mais ils n'ont, à aucun degré, à se préoccuper des questions de discipline; ils n'ont pas qualité pour réprimer les infractions commises par les détenus travailleurs, même si ces infractions consistent en paresse ou en mauvaise volonté au travail. Ils peuvent seulement en rendre compte verbalement ou par écrit aux agents du personnel de garde et de surveillance pour toute suite disciplinaire qu'il y aura lieu.

Dans quelle mesure le personnel de garde et de surveillance participe-t-il à la direction des travaux industriels.

Dans les maisons centrales de femmes, le personnel de garde et de surveillance ne participe en aucune façon à la direction des travaux industriels; il a pour unique mission d'empêcher la détérioration de l'outillage, les vols ainsi que le gaspillage des matières premières et d'exiger que les travailleurs consacrent tout leur temps au travail.

Il convient, toutefois, de signaler deux exceptions :

1° A la maison centrale de Fontevrault, l'industrie de chaussons étant exploitée par un concessionnaire que ne lie à l'Administration aucun traité, c'est un gardien qui est substitué au représentant de ce concessionnaire et qui dirige le travail.

2° Au pénitencier agricole de Chiavari existe un petit atelier de confection de galoches destinées exclusivement à chausser les détenus du pénitencier. Cet atelier étant exploité en régie directe par l'État, c'est un gardien qui est chargé de la direction du travail.

Industries exploitées par des concessionnaires, par l'entrepreneur général ou par un de ses sous-traitants.

Les industries exploitées dans les maisons centrales par des concessionnaires, par l'entrepreneur général ou par un de ses sous-traitants sont très variées.

Ces industries sont les suivantes :

NATURE DE L'INDUSTRIE	NOMBRE de DÉTENUS employés.	NATURE DE L'INDUSTRIE	NOMBRE de DÉTENUS employés.
Abat-jour	85	*Report*	2.553
Articles de ménage (Tôlerie)	16	Horlogerie	2
Boissellerie	24	Liens	67
Boîtes et coffrets	54	Lits et meubles en fer	382
Bonneterie	61	Mécanique	59
Boutons	208	Menuiserie	62
Cannage	13	Meubles de jardin	23
Chaînes d'acier	38	Pipes	33
Chaises	280	Saboterie	4
Chaussonnerie	205	Sacs	84
Cordonnerie	460	Sculpture	5
Corsets	513	Sièges	10
Ébénisterie	93	Sommiers	30
Emboutissage	93	Sparterie	68
Empaillage	21	Stores	23
Espadrilles	94	Taillage de verre	29
Faux-cols et manchettes	182	Tailleurs	38
Filets à provision	16	Tissage de toile à la main	58
Filoches	46	Tissage métallique	101
Galoches	86	Tresse de jonc et de paille	20
A reporter	2.553	Total	3.736

Le nombre des moteurs employés dans les maisons centrales pour ces industries est de 19.

314 détenus travaillent dans les locaux où se trouvent les moteurs.

Pour un très grand nombre d'industries, il n'a pas été possible de connaître ni les charges des exploitants, en dehors du prix de main-d'œuvre, ni le montant des frais divers de l'exploitation, ni la dépense occasionnée par ces frais, soit par journée de travail, soit par journée de détention.

5 exploitants ont contracté une assurance contre les accidents du travail pouvant survenir aux détenus.

Les états A et A' ci-après contiennent des renseignements plus détaillés sur ces différents points, ainsi que des renseignements complémentaires sur le salaire des ouvriers, des apprentis, le nombre de contremaîtres libres ou détenus, etc.

ÉTATS A, A'

INDUSTRIES EXPLOITÉES

PAR LES CONCESSIONNAIRES, PAR L'ENTREPRENEUR GÉNÉRAL OU PAR UN DE SES SOUS-TRAITANTS

(*Situation au 31 décembre 1902.*)

ÉTAT A. — Industries exploitées par les concessionnaires, par l'entrepreneur général ou par un de ses sous-traitants.

(Situation au 31 décembre 1902.)

MAISONS CENTRALES	NATURE de l'industrie	NOM DE CELUI qui l'exploite.	EXISTENCE OU INEXISTENCE d'un traité.	CARACTÈRE DU TARIF de prix DE MAIN-D'ŒUVRE	NOMBRE DE DÉTENUS EMPLOYÉS	NOMBRE DE MOTEURS EMPLOYÉS	NOMBRE DE DÉTENUS TRAVAILLANT DANS LE LOCAL OÙ SE TROUVENT le ou les moteurs.	SALAIRE MOYEN DES OUVRIERS EN 1902	SALAIRE MOYEN DES APPRENTIS EN 1902	NOMBRE DES CONTREMAÎTRES LIBRES	NOMBRE DES CONTREMAÎTRES DÉTENUS	CHARGES EN 1902 en dehors DU PRIX DE MAIN-D'ŒUVRE	MONTANT EN 1902 DES FRAIS D'EXPLOITATION de l'industrie	DÉPENSES occasionnées en 1902 par les frais divers DE L'EXPLOITATION par journée de travail.	de détention.	EXISTENCE D'UNE ASSURANCE CONTRACTÉE PAR L'EXPLOITANT contre les accidents de travail.	OBSERVATIONS
		MM.						fr. c.	fr. c.			fr. c.	fr. c.	fr. c.	fr. c.		
BEAULIEU	Cordonnerie	Thuat et Duboy.	traité.	définitif.	107	un commun à 3 ateliers.	1 chauffeur pour 3 ateliers	1 58	»	3	»	242.300 »	55.053 »	1 89	1 41	»	
	Corsets	Fabry et Oppenheim.	—	—	136	un commun à 3 ateliers.	1 chauffeur pour 3 ateliers.	1 32	0 51	8	1	402.040 »	80.092 »	1 91	1 43	»	
	Galoches	Magner.	»	provisoire.	24	»	»	1 31	»	2	»	61.840 »	12.007 »	1 04	1 15	»	
	Menuiserie	Larue.	»	—	62	un commun à 3 ateliers.	1 chauffeur pour 3 ateliers.	1 69	0 64	3	2	190 000 »	41.407 »	2 22	1 66	assurance	
	Sacs	Anel.	»	—	10	»	»	0 06	»	1	1	17.300 »	4.302 »	1 08	0 80	»	
	Tissage métallique	E. Villard.	traité.	—	34	»	»	1 17	»	3	»	48.420 »	10.377 »	2 19	1 62	»	
CLAIRVAUX	Chaussonnerie	Ravalère.	»	provisoire.	120	1	1	0 851	»	2	1	»	»	»	»	»	
	Cordonnerie	Grouiller.	»	—	17	»	»	1 831	0 634	1	1	»	»	»	»	»	
	Filets à provisions	Bazile.	»	—	16	»	»	0 890	»	1	1	10.441 61	2.700 »	0 41	0 31	»	
	Lits et meubles en fer.	Achille Bert.	»	—	223	1	1	1 731	0 567	3	3	»	»	»	»	»	
	Taillage de verre.	Vve Maquet et ses fils.	»	—	29	1 hydraulique.	1	1 864	0 538	1	1	»	»	»	»	»	
	Tresses de jonc et paille	Rémy.	»	—	20	»	»	0 850	»	1	1	»	»	»	»	»	
FONTEVRAULT	Boutons	Péramy.	traité.	définitif.	108	1	1	1 1093	0 4833	»	3	70.000 »	7.000 »	1 90	0 15	»	
	Chaussonnerie	Féquant.	»	»	43	»	»	0 4363	»	»	1	»	»	»	»	»	
	Ébénisterie	Girard.	traité.	définitif.	20	»	»	1 0734	0 3464	»	1	»	»	»	»	»	
	Mécanique	Fohre.	—	»	50	1	1	1 5128	0 3548	3	3	33.000 »	30.000 »	1 07	2 08	assurance	
LOOS	Boîtes et coffrets	Lefebvre-Ducrocq.	»	provisoire.	64	»	1	1 6290	0 5502	1	2	»	»	»	»	»	
	Cordonnerie	Delatour.	»	—	100	1	22	1 3543	0 4448	2	3	32.131 80	84.120 00	2 001	1 585	»	
	Lits en fer	Hyvoz.	»	définitif.	62	1	1	2 0725	0 4451	2	2	»	»	»	»	»	
	Sacs en toile	Béreau.	»	période d'essai.	14	»	»	0 6210	»	1	1	»	»	»	»	»	
	Tissage toile (main)	Plouvier frères.	»	provisoire.	58	»	1	0 8029	»	1	1	»	»	»	»	»	

ÉTAT A. — Industries exploitées par les concessionnaires, par l'entrepreneur général ou par un de ses sous-traitants. (Situation au 31 décembre 1902.) [Suite.]

MAISONS CENTRALES	NATURE de l'industrie	NOM de celui qui l'exploite.	EXISTENCE ou INEXISTENCE d'un traité.	CARACTÈRE DU TARIF de prix de main-d'œuvre	NOMBRE DE DÉTENUS employés	NOMBRE DE MOTEURS employés	NOMBRE DE DÉTENUS travaillant dans le local où se trouvent le ou les moteurs.	SALAIRE MOYEN des ouvriers en 1902	SALAIRE MOYEN des apprentis en 1902	NOMBRE des contremaîtres libres	NOMBRE des contremaîtres détenus	CHARGES EN 1902 en dehors du prix de main-d'œuvre	MONTANT EN 1902 des frais d'exploitation de l'industrie.	DÉPENSES occasionnées en 1902 par les frais divers de l'exploitation par journée de travail.	DÉPENSES ... de détention.	EXISTENCE D'UNE ASSURANCE contractée par l'exploitant contre les accidents du travail.	OBSERVATIONS
		MM.						fr. c.	fr. c.			fr.	fr.	fr. c.	fr. c.		
MELUN	Chaines d'acier	Laruelle.	»	provisoire.	38	»	»	1 22	»	» (a)	1	27.370	6.475	0 857	0 626	»	(a) Un des associés, M. Laruelle, dirige l'atelier.
	Ébénisterie	Lasseray et Bayard.	»	définitif.	19	»	»	1 47	0 60	1	1	8.403	2.975	0 593	0 433	»	
	Emboutissage	Lainé.	»	—	93	1 mot. élect.	93	1 52	0 335	1	1	104.200	11.000	0 427	0 312	»	
	Horlogerie	Feuillette.	»	provisoire.	2	»	»	1 69	»	» (b)	»	520	180	1 836	1 031	»	(b) L'atelier est dirigé par le concessionnaire.
	Liens	Choisel.	»	définitif.	67	»	»	0 24	»	» (b)	1	1.600	1.500	0 138	0 100	»	
	Sièges	Ganot frères.	»	—	10	»	»	0 81	0 36	1	1	4.100	1.310	0 138	0 100	»	
	Sommiers	Bert.	»	provisoire.	30	1 mot. élect.	30	1 64	0 62	2	1	62.000	9.200	1 108	0 853	»	
	Tissus métalliques	Mulatier et Dupont.	»	définitif.	32	»	»	1 77	»	1	1	47.000	5.500	0 630	0 450	»	
NIMES	Chaises	Landré.	»	définitif.	123 ouvriers / 11 apprentis	»	»	1 3331	0 30	1	»	»	»	»	»	»	
	Cordonnerie	Piatton.	»	—	31	»	»	1 2324	0 30	1	»	»	»	»	»	»	
	Ébénisterie	Genin.	»	—	40 ouvriers / 5 apprentis	»	»	1 1180	0 30	1	»	»	»	»	»	»	
	Empaillage	Landré.	»	»	»	»	»	0 6777	0 15	1	»	»	»	»	»	»	
	Espadrilles	Costa.	»	définitif.	58	»	»	1 0437	»	1	»	»	»	»	»	»	
	Piloches	Michaud et Domergue.	»	—	46	»	»	0 5311	»	» (c)	»	»	»	»	»	»	(c) Un des patrons surveille le travail.
	Lits en fer	Renier.	»	—	35	1	»	1 56	0 45	3	»	»	»	»	»	»	
	Meubles de jardin.	—	»	—	23		»	1 58	0 45		»	»	»	»	»	»	
	Pipes	Michaud et Domergue.	»	provisoire.	33	»	»	1 3440	0 30	1	»	»	»	»	»	»	
	Sparterie	Landré.	»	définitif.	63	»	»	0 6916	0 20	1	»	»	»	»	»	»	
	Tailleurs	Horvilleur.	»	—	9	»	»	1 5272	»	1	»	»	»	»	»	»	

ÉTAT A. — INDUSTRIES EXPLOITÉES PAR LES CONCESSIONNAIRES, PAR L'ENTREPRENEUR GÉNÉRAL OU PAR UN DE SES SOUS-TRAITANTS. (Situation au 31 décembre 1902.) [*Suite et fin*].

MAISONS CENTRALES	NATURE de L'INDUSTRIE	NOM DE CELUI qui l'exploite.	EXISTENCE OU INEXISTENCE d'un traité.	CARACTÈRE DU TARIF de prix DE MAIN-D'ŒUVRE	NOMBRE DE DÉTENUS EMPLOYÉS	NOMBRE DE MOTEURS EMPLOYÉS	NOMBRE DE DÉTENUS TRAVAILLANT DANS LE LOCAL où se trouvent le ou les moteurs.	SALAIRE MOYEN DES OUVRIERS EN 1902	SALAIRE MOYEN DES APPRENTIS EN 1902	NOMBRE DES CONTREMAÎTRES LIBRES	NOMBRE DES CONTREMAÎTRES DÉTENUS	CHARGES EN 1902 en dehors DU PRIX DE MAIN-D'ŒUVRE	MONTANT EN 1902 DES FRAIS D'EXPLOITATION de l'industrie.	DÉPENSES occasionnées en 1902 par les frais divers DE L'EXPLOITATION par journée. de travail.	de détention.	EXISTENCE D'UNE ASSURANCE CONTRACTÉE PAR L'EXPLOITANT contre les accidents de travail.	OBSERVATIONS
		MM.						fr. c.	fr. c.			fr. c.	fr. c.	fr. c.	fr. c.		
OISSY	Abat-jour	RIFF.	»	provisoire.	85	»	»	0 8000	»	2	»	»	»	»	»	»	
	Art.-ménage, tôlerie	SALANEUVE.	»	définitif.	16	»	»	1 7253	»	1	»	»	»	»	»	»	
	Cannage	FERRARY.	»	provisoire.	13	1	1	0 7712	»	1	»	»	»	»	»	assurance	M. Ferrary a déclaré avoir assuré les ouvriers employés aux machines. L'assurance s'élèverait à 400 francs.
	Chaises (bois)	—	»	—	53	»	»	1 0621	0 60	2	1	»	»	»	»		
	Chaises (paille)	—	»	—	96	»	»	1 0802	0 25	1	1	»	»	»	»	»	
	Chaussons	PATHIER.	»	—	41	»	»	0 5447	»	»	1	»	»	»	»	»	
	Cordonnerie	DELATOUR.	»	—	204	»	»	1 4107	0 40 à 0 60	2	5	»	»	»	»	»	
	Meubles en fer	WESSBECHER.	»	définitif.	62	»	»	2 8078	»	2	»	»	»	»	»	»	
	Sculpture	FERRARY.	»	provisoire.	5	»	»	1 7137	0 00	»	»	»	»	»	»	»	
	Stores	ROLLAND.	»	définitif.	23	»	»	1 9161	0 60	1	»	»	»	»	»	»	
	Tailleurs	VASSEUR	»	provisoire.	29	»	»	1 1303	0 25 à 0 40	1 (D)	»	»	»	»	»	»	(D) Le confectionnaire.
IOM	Boissellerie	NOYER-SOULHAC.	»	provisoire.	24	»	»	1 4484	»	1	1	»	7.000 »	1 0341	0 8363	»	
	Corsets	DESJOUIS et DÉPAILLIER.	»	—	74	»	»	1 0181	»	1	1	»	21.000 »	1 0618	0 8891	»	
	Toiles métalliques	MUZATIER fils et DUPONT.	»	—	125	»	»	1 4246	»	2	1	»	35.000 »	0 9807	0 8144	»	
IOUARS	Boutons	MARIE, BOURE et MAGOT.	»	provisoire.	100	1	1	1 11	0 21	1	3 (E)	17.800 »	10.978 »	0 71	0 60	»	(E) 5 distributeurs ou récepteurs de travail.
	Cordonnerie	THIERRY.	»	définitif.	10	»	»	1 45	0 20	1	1	300 »	1.982 50	0 49	0 42	»	
	Corsets	PICARD et MINIER.	»	—	73	1	1	1 35	0 43	2	3	9.780 »	10 003 50	0 752	0 638	»	
	Galoches	GIRARDEAU.	»	—	12	»	»	1 06	0 30	1	1	750 »	2.382 50	0 93	0 82	»	
	Saboterie	COCHENILLE.	»	—	4	»	»	0 90	0 26	1 (F)	»	200 »	2.100 »	1 44	1 46	»	(F) Le confectionnaire.

ÉTAT A'. — INDUSTRIE EXPLOITÉES PAR LES CONCESSIONNAIRES, PAR L'ENTREPRENEUR GÉNÉRAL OU PAR UN DE SES SOUS-TRAITANTS. (Situation au 31 décembre 1902.)

MAISONS CENTRALES	NATURE de L'INDUSTRIE	NOM DE CELUI qui l'exploite.	EXISTENCE OU INEXISTENCE d'un traité.	CARACTÈRE DU TARIF de prix DE MAIN-D'ŒUVRE	NOMBRE DE DÉTENUES EMPLOYÉES	NOMBRE DE MOTEURS EMPLOYÉS	NOMBRE DE DÉTENUES TRAVAILLANT DANS LE LOCAL où se trouvent le ou les moteurs.	SALAIRE MOYEN DES OUVRIÈRES EN 1902	SALAIRE MOYEN DES APPRENTIES EN 1902	NOMBRE DES CONTREMAÎTRESSES LIBRES	NOMBRE DES CONTREMAÎTRESSES DÉTENUES	CHARGES EN 1902 en dehors DU PRIX DE MAIN-D'ŒUVRE	MONTANT EN 1902 DES FRAIS D'EXPLOITATION de l'industrie.	DÉPENSES occasionnées en 1902 par les frais divers DE L'EXPLOITATION par journée de travail.	DÉPENSES ... par journée de détention.	EXISTENCE D'UNE ASSURANCE CONTRACTÉE PAR L'EXPLOITANT contre les accidents de travail.	OBSERVATIONS
								fr. c.	fr. c.			fr. c.	fr. c.	fr. c.	fr. c.		
CLERMONT	Corsets	MM. FARCY et OPPENHEIM.	traité	définitif.	230	1	»	1 152	»	4	»	30.000 »	95.567 28	1 53	0 012	»	
MONTPELLIER	Bonneterie	MAINVIEL.	»	provisoire.	61	1	1	0 7385	»	3	»	»	10.200 »	0 7295	0 4145	assurance	
	Espadrilles et tré-pointes	PARRÈLE ainé.	»	définitif.	36	»	»	0 5483	»	1	»	»	2.000 »	0 3308	0 2278	»	
	Empail. de chaises	LANDRÉ frères.	»	—	21	»	»	0 5544	»	1	»	»	2.400 »	0 7020	0 4177	»	
RENNES	Confection de faux cols et de manchettes	HAYEM et Cie.	»	—	182	3	156	1 1816	0 3171	6	4	44.000 65	»	0 807	0 513	assurance	

Industries exploitées en régie directe.

Les industries exploitées en régie directe par l'État sont les suivantes :

NATURE DE L'INDUSTRIE	NOMBRE de DÉTENUS employés.	NATURE DE L'INDUSTRIE	NOMBRE de DÉTENUS employés.
Brosserie	134	*Report*	307
Chantier de construction (prison cellulaire de Caen)	51	Meubles fer et bois	8
Cordonnerie	13	Saboterie	25
Galoches	5	Tailleurs	92
Imprimerie	143	Tissage à bras	92
Lingerie	21	Tissage mécanique	109
A reporter	307	TOTAL	753

Le nombre des moteurs employés pour ces industries est de 4.

Treize détenus travaillent dans les locaux où se trouvent les moteurs.

Les états B, B', B'' ci-après contiennent des renseignements plus détaillés sur ces différents points, ainsi que des renseignements complémentaires sur le salaire des ouvriers et des apprentis, le nombre des contremaîtres libres ou détenus, les charges de l'exploitation et la dépense occasionnée par les frais divers de l'exploitation, soit par journée de travail, soit par journée de détention.

ÉTATS B, B', B"

INDUSTRIES EXPLOITÉES EN RÉGIE DIRECTE

(*Situation au 31 décembre 1902.*)

ÉTAT B. — Industries exploitées en régie directe (Situation au 31 décembre 1902.)

MAISONS CENTRALES	NATURE de L'INDUSTRIE	NOMBRE de DÉTENUS employés.	NOMBRE de MOTEURS employés.	NOMBRE de DÉTENUS travaillant dans le local où se trouvent le ou les moteurs.	SALAIRE MOYEN des ouvriers en 1902.	SALAIRE MOYEN des apprentis en 1902.	NOMBRE DE CONTREMAÎTRES libres.	NOMBRE DE CONTREMAÎTRES détenus.	CHARGES en 1902 EN DEHORS du prix de main-d'œuvre	DÉPENSE OCCASIONNÉE en 1902 par les frais divers DE L'EXPLOITATION par journée de travail.	DÉPENSE OCCASIONNÉE en 1902 par les frais divers DE L'EXPLOITATION par journée de détention.	OBSERVATIONS
					fr. c.	fr. c.			fr. c.	fr. c.	fr. c.	
BEAULIEU	Chantier de construction (Prison cellulaire de Caen)	51	»	»	1 81	»	1	2	72.357 »	3 95	3 31	
CLAIRVAUX	Saboterie	20	»	»	1 3583	»	(A)	1	7.167 02	2 475	1 73	(A) Le même contremaître s'occupe du tissage à bras et de la saboterie.
	Tissage à bras	92	»	»	1 3849	»	1	1	50.755 61	2 70	1 883	
	Tissage mécanique	31	1	1	1 1495	»	»	1	3.168 89	917	2 755	
FONTEVRAULT	Saboterie	5	»	»	1 4240	»	»	1	477 71	0 3470	0 1707	
	Tailleurs	13	»	»	1 4130	0 0022	»	1	4.920 43	1 3407	0 1707	
	Tissage mécanique	138	3	12	1 4657	0 2306	3	4	35.801 29	0 9223	0 1707	
MELUN	Brosserie	2	»	»	1 53	0 94	(B)	»	15.213 15	0 419	6 3203	(B) Le gardien surveillant est en même temps contremaître.
	Cordonnerie	13	»	»	1 94	0 77	(C)	1	19.368 04	6 2136	3 9381	(C) Même observation.
	Imprimerie	143	(D)	»	2 11	0 817	2	2	223.677 83	5 6902	4 1332	(D) La force est communiquée par une machine à vapeur et amenée par un câble télédynamique.
	Meubles fer et bois	8	»	»	3 46	»	1	»	30.471 17	19 1763	16 9000	
	Tailleurs	70	»	»	1 89	0 97	1	1	197.330 08	11 2238	8 4103	
POISSY	Brosserie	132	»	»	1 6039	(E)	1	»	345.333 73	0 753	10 1087	(E) L'apprenti bénéficie de la moitié de sa production.

Établissements affectés aux hommes.

ÉTAT B'. — Industries exploitées en régie directe (Situation au 31 décembre 1902.)

PÉNITENCIER AGRICOLE — MAISON CENTRALE	NATURE de l'industrie	NOMBRE de détenus employés.	NOMBRE de moteurs employés.	NOMBRE de détenus travaillant dans le local où se trouvent le ou les moteurs.	SALAIRE moyen des ouvriers en 1902.	SALAIRE moyen des apprentis en 1902.	NOMBRE de contremaîtres libres.	NOMBRE de contremaîtres détenus.	CHARGES en 1902 en dehors du prix de main-d'œuvre	DÉPENSE OCCASIONNÉE en 1902 par les frais divers de l'exploitation par journée de travail.	DÉPENSE OCCASIONNÉE en 1902 par les frais divers de l'exploitation par journée de détention.	OBSERVATIONS
					fr. c.	fr. c.			fr. c.	fr. c.	fr. c.	
CHIAVARI.......	Galoches............	5	»	»	0 5930	»	»	»	3.720 50	2 3941	1 6089	

Établissements affectés aux femmes.

ÉTAT B''. — Industries exploitées en régie directe (Situation au 31 décembre 1902.)

PÉNITENCIER AGRICOLE — MAISON CENTRALE	NATURE de l'industrie	NOMBRE de détenus employés.	NOMBRE de moteurs employés.	NOMBRE de détenus travaillant dans le local où se trouvent le ou les moteurs.	SALAIRE moyen des ouvriers en 1902.	SALAIRE moyen des apprentis en 1902.	NOMBRE de contremaîtres libres.	NOMBRE de contremaîtres détenus.	CHARGES en 1902 en dehors du prix de main-d'œuvre	par journée de travail.	par journée de détention.	OBSERVATIONS
MONTPELLIER...	Lingerie............	21	»	»	0 8225	»	1	»	2.740 »	0 4761	0 4114	

Services généraux.

Les services généraux des établissements comprennent :

le service agricole,
le service économique,
l'entretien des immeubles et du mobilier.

Les états C, C', C'' ci-après indiquent en détail la nature du service, le nombre des détenus qui y sont employés, ainsi que le salaire moyen qu'ils reçoivent.

ÉTATS C, C', C''

SERVICES GÉNÉRAUX

(Situation au 31 décembre 1902.)

ÉTAT C

Services généraux (Situation au 31 décembre 1902.)

MAISONS CENTRALES	NATURE DES SERVICES	NOMBRE DE DÉTENUS employés.	SALAIRE moyen DES DÉTENUS employés.	OBSERVATIONS
			fr. c.	
BEAULIEU	*A*: Agricoles	»	»	
	B: Économiques	»	1 »	
	Chauffage et éclairage	3	0 86	
	Infirmerie et pharmacie	7	0 97	
	Lingerie-literie-vestiaire	20	0 73	
	Propreté	16	0 81	
	Vivres des valides, de cantine	22	1 21	
	Divers	10	1 12	
	C: Entretien des immeubles et du mobilier	10	»	
CLAIRVAUX	*A*: Agricoles	»	»	
	B: Économiques:			
	Cordonniers	4	1 5732	
	Jardiniers	8	1 8348	
	Lingerie-literie-vestiaire	14	1 1737	
	Ravaudeurs	17	0 8221	
	Service intérieur	58	1 0367	
	Tailleurs	4	1 51	
	Divers	13	1 2582	
	C: Entretien des immeubles et du mobilier	40	1 3123	
FONTEVRAULT	*A*: Agricoles	»	»	
	B: Économiques	68	1 0382	
	C: Entretien des immeubles et du mobilier:			
	Bâtiments	19	1 3203	
	Travaux divers	1	1 »	

ÉTAT C

Services généraux (Situation au 31 décembre 1902.) [*Suite.*]

MAISONS CENTRALES	NATURE DES SERVICES	NOMBRE DE DÉTENUS employés.	SALAIRE moyen DES DÉTENUS employés.	OBSERVATIONS
			fr. c.	
LOOS	*A* : Agricoles	»	0 9104	
	B : Économiques :			
	Balayeurs	8		
	Boulangers	2		
	Bibliothécaire	1		
	Buandiers	4		
	Cantinier	1		
	Charretier	1		
	Chauffeurs	3		
	Comptables	3		
	Cordonniers	1		
	Cuisiniers	6		
	Éplucheurs	3		
	Garçons (cellule, etc.)	3		
	Gaziers	2		
	Infirmiers	3		
	Jardiniers	5		
	Lingerie	2		
	Lampiste	1		
	Matelassier	1		
	Perruquier	1		
	Relieur	1		
	Tailleurs ravaudeurs	6		
	Vidangeur	1		
	C : Entretien des immeubles et du mobilier :			
	Maçon	1		
	Menuisier	1		
	Peintre	1		

ÉTAT C

SERVICES GÉNÉRAUX (Situation au 31 décembre 1902.) [*Suite.*]

MAISONS CENTRALES	NATURE DES SERVICES	NOMBRE DE DÉTENUS employés.	SALAIRE moyen DES DÉTENUS employés.	OBSERVATIONS
			fr. c.	
MELUN	*A* : Agricoles	»	»	
	B : Économiques :			
	Blanchissage lingerie et vêtements	4	1 40	
	Boulangerie	2	1 375	
	Cantine	1	2 50	
	Comptabilité générale des ateliers	1	2 50	
	Cuisine	2	1 50	
	Épluchage des légumes	3	1 »	
	Infirmerie	4	1 06	
	Lingerie (pliage, ravaudage)	10	1 25	
	Propreté	12	1 50	
	C : Entretien des immeubles et du mobilier	2	1 50	
NIMES	*A* : Agricoles	»	»	
	B : Économiques :			
	Balayeurs, porteurs, gamelleurs	20	1 »	
	Bibliothèque-reliure, etc.	2	1 22	
	Boulangerie	3	1 40	
	Buanderie	7	1 03	
	Cantine	1	1 25	
	Comptabilité générale	3	1 65	
	Cuisine	2	1 20	
	Économat	3	1 65	
	Éplucheurs	4	0 78	
	Hommes de peine (prévôts des vieillards, etc.)	5	0 25	
	Infirmerie	7	0 85	

ÉTAT C

Services généraux (Situation au 31 décembre 1902.) [Suite.]

MAISONS CENTRALES	NATURE DES SERVICES	NOMBRE DE DÉTENUS employés.	SALAIRE moyen DES DÉTENUS employés.	OBSERVATIONS
			fr. c.	
NIMES (Suite.)	Lampisterie	2	1 25	
	Lingerie, tailleurs, cordonniers	5	1 22	
	Magasin des vivres	2	1 10	
	Matelassiers	3	1 25	
	Machiniste	1	2 »	
	Mess des gardiens	1	1 25	
	Planton ou coureur	1	1 »	
	Perruquiers	2	1 13	
	Prévôt garçon de cellules	2	1 50	
	Ravaudeurs	14	0 77	
	Vidange	4	1 30	
	C : Entretien des immeubles et du mobilier :			
	Maçons	2	1 40	
	Manœuvres	3	1 »	
	Menuisier, tonnelier	2	1 50	
	Peintre	1	1 50	
	Serruriers ferblantiers	4	1 60	
POISSY	*A* : Agricoles	»	»	
	B : Économiques :			
	Balayeurs et service de propreté	1	1 »	
	Boulangers	5	1 50	
	Buandiers	9	1 25	
	Cordonnier	1	1 »	
	Cuisiniers	5	1 25	
	Écrivains-comptables	4	1 75	
	Éplucheurs de légumes	8	1 »	
	Infirmerie	7	1 »	
	Lingerie	4	1 »	
	Perruquiers	2	1 25	
	Ravaudeurs	1	1 »	
	Divers	14	0 50 à 1 50	

ÉTAT C

Services généraux (Situation au 31 décembre 1902.) [*Suite et fin.*]

MAISONS CENTRALES	NATURE DES SERVICES	NOMBRE DE DÉTENUS employés.	SALAIRE moyen DES DÉTENUS employés.	OBSERVATIONS
			fr. c.	
RIOM............	*A*: Agricoles............	»	»	
	B: Économiques:			
	Bibliothèque..........	1	1 360	
	Boulangerie..........	4	1 320	
	Buanderie...........	4	1 094	
	Cantine.............	2	1 469	
	Cuisine des valides.....	4	1 320	
	Éclairage général......	1	1 276	
	Infirmerie...........	4	1 149	
	Lingerie, literie, vestiaire............	6	1 079	
	Service général.......	12	1 161	
THOUARS.......	*A*: Agricoles	»	»	
	B: Économiques:			
	Balayage............			
	Boulangers..........			
	Buanderie...........			
	Cuisine.............			
	Garçons de magasin....			
	Jardiniers..........	45	0 98	
	Lampistes...........			
	Lingerie et vestiaire ...			
	Prévôt des cellules.....			
	Ravaudeurs..........			
	Vidange			

ÉTAT C'

SERVICES GÉNÉRAUX (Situation au 31 décembre 1902.)

PÉNITENCIERS AGRICOLES	NATURE DES SERVICES	NOMBRE DE DÉTENUS employés.	SALAIRE moyen DES DÉTENUS employés.	OBSERVATIONS
			fr. c.	
CASTELLUCCIO..	A : Agricoles............	34	0 8148	
	B : Économiques.........	97	0 8143	
	C : Entretien des immeubles et du mobilier......	12	0 8143	
CHIAVARI.......	A : Agricoles............	»	»	
	B : Économiques :			
	Boulangerie.........	5	0 70	
	Cuisine............	12	0 50	
	Écurie..............	4	0 50	
	Épluchage de légumes..	2	0 20	
	Lampisterie..........	1	0 50	
	Magasin.............	8	0 50	
	Matelassier..........	1	0 60	
	Perruquier..........	1	0 50	
	Service de propreté....	23	0 50	
	Vidange............	5	0 50	

ÉTAT G''

Services généraux (Situation au 31 décembre 1902.)

MAISONS CENTRALES	NATURE DES SERVICES	NOMBRE DE DÉTENUES employées.	SALAIRE moyen DES DÉTENUES employées.	OBSERVATIONS
			fr. c.	
CLERMONT......	*A* : Agricoles.............	»	0 75	
	B : Économiques :			
	Bibliothèque..........	1		
	Boulangerie..........	4		
	Buanderie............	10		
	Cuisine.............	3		
	Écrivains	2		
	Infirmerie...........	5		
	Ravaudage	11		
	Service de propreté....	12		
	C : Entretien des immeubles et du mobilier......	»		
MONTPELLIER...	*A* : Agricoles	»	»	
	B : Économiques :			
	Bains	1	0 80	
	Balayage............	4	0 6228	
	Buanderie............	6	0 68	
	Cantinière	1	0 70	
	Comptabilité	1	1 25	
	Cuisine de l'infirmerie..	1	1 »	
	Cuisine des valides.....	1	0 80	
	Garde des invalides.....	1	0 50	

ÉTAT C''

Services généraux (Situation au 31 décembre 1902.) [*Suite et fin.*]

MAISONS CENTRALES	NATURE DES SERVICES	NOMBRE DE DÉTENUES employées.	SALAIRE moyen DES DÉTENUES employées.	OBSERVATIONS
			fr. c.	
MONTPELLIER... (*Suite.*)	Infirmerie	1	1 »	
	Ravaudage	6	0 50	
	Service de propreté	2	0 50	
	C : Entretien des immeubles et du mobilier	»	»	
RENNES	*A* : Agricoles	»	»	
	B : Économiques :			
	Balayage	12	0 78	
	Boulangerie	3	0 86	
	Buanderie	4	0 73	
	Cantine	1	0 95	
	Cuisine	3	0 80	
	Épluchage des légumes	1	0 60	
	Écrivain	1	1 »	
	Garde des invalides	1	0 79	
	Garde du quartier cellulaire	1	0 79	
	Infirmerie	2	0 86	
	Lingerie	1	0 89	
	Ravaudage	6	0 71	
	Ravaudage (mécaniciennes)	2	0 90	
	Tisanerie	1	1 »	

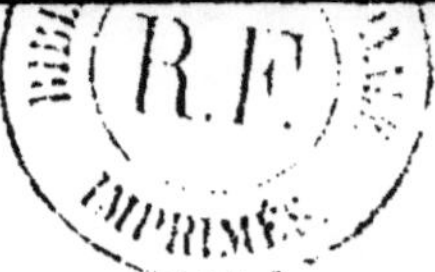

Accidents de travail survenus aux détenus pendant les années 1898, 1899, 1900, 1901, 1902.

Les états D et D' ci-après indiquent pour chacun des accidents du travail survenus aux détenus pendant les années 1898, 1899, 1900, 1901 et 1902 :

dans quels ateliers ces accidents se sont produits,

si l'atelier était exploité par un confectionnaire ou en régie directe,

les circonstances de l'accident,

les conséquences de l'accident,

si la victime ou ses représentants ont réclamé une indemnité à l'exploitant (État ou confectionnaire) ou à l'État, alors que l'atelier n'était pas en régie directe,

la suite donnée à la réclamation (procès, transaction, etc.).

ÉTATS D, D'

ACCIDENTS DE TRAVAIL SURVENUS

AUX DÉTENUS

EN 1898, 1899, 1900, 1901, 1902

ÉTAT D. — Accidents de travail survenus aux détenus en 1898, 1899, 1900, 1901, 1902

MAISONS CENTRALES	ATELIER où l'accident s'est produit.	PAR QUI l'atelier était exploité.	CIRCONSTANCES DE L'ACCIDENT	CONSÉQUENCES de l'accident	Y A-T-IL EU réclamation d'indemnité par la victime ou ses représentants?	A QUI l'indemnité a-t-elle été réclamée?	QUELLE SUITE a été donnée à la réclamation?	OBSERVATIONS
BEAULIEU.......	Vannerie..........	Confectionnaire.	1898. — Blessure au pouce gauche avec une serpette.......	Incapacité temporaire.	Aucune.	»	»	
	Chantier de construction.	État.	1899. — Fracture de la clavicule gauche suite de chute..........	—	—	»	»	
	Menuiserie.........	Confectionnaire.	1900. — Blessure à l'index gauche avec une machine..........	—	—	»	»	
	—	—	— Blessure à l'index droit avec une machine..........	—	—	»	»	
	Chantier de construction.	État.	— Fracture des malléoles gauches, suite de la chute d'un bloc de pierre.........	—	—	»	»	
	—	—	— Contusions, suite de chute..	—	—	»	»	
	—	—	— Plaie contuse à la jambe gauche, suite de chute...	—	—	»	»	
	—	—	— Blessure à la main gauche en déplaçant un bloc de pierre................	—	—	»	»	
	—	—	— Blessure à la jambe droite en manœuvrant une pièce de bois................	—	—	»	»	
	—	—	1901. — Fracture d'une côte, suite d'une chute...........	—	—	»	»	
	—	—	— Légères contusions, suite d'une chute...........	—	—	»	»	
	—	—	— Blessure à la jambe droite avec la bisaiguë en mortaisant..	—	—	»	»	
	—	—	— Plaies contuses aux deux mains, suite de chute....	—	—	»	»	
	—	—	— Blessure au côté gauche par suite de la rupture d'une courroie de transmission.	—	—	»	»	
	—	—	1902. — Blessure à trois doigts de la main gauche avec une machine................	—	—	»	»	

ÉTAT D. — Accidents de travail survenus aux détenus en 1898, 1899, 1900, 1901, 1902 (*Suite.*)

MAISONS CENTRALES	ATELIER OU L'ACCIDENT s'est produit.	PAR QUI L'ATELIER était exploité.	CIRCONSTANCES DE L'ACCIDENT	CONSÉQUENCES de L'ACCIDENT	Y A-T-IL EU RÉCLAMATION d'indemnité par la victime ou ses représentants?	A QUI L'INDEMNITÉ a-t-elle été réclamée?	QUELLE SUITE A ÉTÉ DONNÉE à la réclamation?	OBSERVATIONS
BEAULIEU (*Suite.*)	Menuiserie (*Suite.*)..	Confectionnaire.	1902. — Blessure à la tête par suite de l'éclatement d'une meule à aiguiser..............	Incapacité temporaire.	Aucune.	»	»	
	—	—	— Blessure au médius droit avec une machine.......	—	—	»	»	
	Chantier de construction.	État.	— Fracture de l'avant-bras avec plaies contuses, suite de la chute d'un madrier......	—	—	»	»	
	—	—	— Contusion du pied gauche en déplaçant un rouleau de plomb	—	—	»	»	
CLAIRVAUX.....	Lits et meubles en fer.	Confectionnaire.	1899. — Blessure de l'extrémité de l'annulaire gauche en nettoyant une perceuse mue mécaniquement.........	Incapacité temporaire.	—	»	»	
	—	—	1900. — Perte de l'œil droit en limant.	Incapacité partielle et permanente.	—	»	»	
	Verrerie..........	—	— Contusions au côté droit de la poitrine en changeant un godet graisseur pendant la marche de l'outillage....	Incapacité temporaire.	—	»	»	
	Mesures linéaires en bois.	—	1902. — Fracture ouverte et articulaire de la 2e phalange de l'indicateur droit en débitant, à une petite scie circulaire actionnée mécaniquement, des tranches pour la confection des mètres....	Incapacité partielle et permanente.	—	»	»	
	Lits et meubles en fer.	—	— Perte de la moitié de l'ongle et de la moitié de l'indicateur sous-jacent (gauche) en coupant des barres de fer à une cisaille mue mécaniquement..............	—	—	»	»	

ÉTAT D. — Accidents du travail survenus aux détenus
en 1898, 1899, 1900, 1901, 1902. (*Suite.*)

MAISONS CENTRALES	ATELIER OU L'ACCIDENT s'est produit.	PAR QUI L'ATELIER était exploité.	CIRCONSTANCES DE L'ACCIDENT	CONSÉQUENCES de L'ACCIDENT	Y A-T-IL EU RÉCLAMATION d'indemnité par la victime ou ses représentants?	A QUI L'INDEMNITÉ a-t-elle été réclamée?	QUELLE SUITE A ÉTÉ DONNÉE à la réclamation?	OBSERVATIONS
CLAIRVAUX..... (*Suite.*)	Lits et meubles en fer.	Confectionnaire.	1902. — Raccourcissement de 15 mm du médius droit et ankylose de la phalangette du médius droit en débitant une planche à la scie circulaire actionnée mécaniquement..	Incapacité partielle et permanente.	Aucune.	»	»	
	Lits en fer.........	—	— Écrasement de l'extrémité de deux doigts par un marteau-pilon..................	Incapacité temporaire.	—	»	»	
	—	—	— Ablation de l'ongle du médius gauche en rivant une traverse................	Incapacité partielle et permanente.	—	»	»	
	—	—	— Ongle du pouce gauche arraché et extrémité du doigt écrasé en nettoyant une meule actionnée mécaniquement..............	Incapacité temporaire.	—	»	»	
	—	—	— Fracture de l'avant-bras gauche avec plaie consécutive, en dévidant du fil de fer...	Incapacité absolue et permanente.	—	»	»	
	Chaussons.........	—	— Légère atrophie du doigt en embrayant une machine-outil..................	Incapacité partielle et permanente.	—	»	»	
	Régie.............	État.	— Perte de l'ongle et légère atrophie du doigt en débitant du bois de chauffage à une scie mécanique.........	—	—	»	»	
FONTEVRAULT...	Appréteurs.........	—	1900. — Fracture de la main gauche engagée entre le tambour et le feutre d'une sécheuse repasseuse............	Incapacité partielle et permanente.	Réclamation par voie gracieuse.	État.	Indemnité de 250 francs.	
LOOS............	Lits en fer	Confectionnaire.	1902. — Perte de l'œil droit en coupant à l'aide d'un ciseau à froid et d'un marteau l'extrémité d'une petite bague en fer..	Incapacité absolue et permanente.	Réclamation par voie contentieuse.	Confectionnaire.	Débouté et condamné aux frais.	

ÉTAT D. — ACCIDENTS DE TRAVAIL SURVENUS AUX DÉTENUS EN 1898, 1899, 1900, 1901, 1902 (*Suite et fin*).

MAISONS CENTRALES	ATELIER OU L'ACCIDENT s'est produit.	PAR QUI L'ATELIER était exploité.	CIRCONSTANCES DE L'ACCIDENT	CONSÉQUENCES de L'ACCIDENT	Y A-T-IL EU RÉCLAMATION d'indemnité par la victime ou ses représentants?	A QUI L'INDEMNITÉ a-t-elle été réclamée?	QUELLE SUITE A ÉTÉ DONNÉE à la réclamation?	OBSERVATIONS
MELUN..........	Emboutissage.......	Confectionnaire.	1899. — Perte de la 3e phalange du médius droit; fracture de la 3e phalange de l'index; plaie et écrasement de la 3e phalange de l'annulaire; la main droite a été prise entre les deux matrices d'un découpoir............	Incapacité partielle et permanente.	Aucune.	»	»	
POISSY..........	Meubles en fer	Confectionnaire.	1898. — Doigts de la main droite moins le pouce broyés, la main ayant été prise dans une machine dite onduleuse.....	Incapacité partielle et permanente.	—	»	»	
	Cordonnerie........	—	— Jambe prise dans l'engrenage du moteur à gaz........	Incapacité temporaire.	—	»	»	
	Chaiserie	—	1902. — Index à moitié coupé par une raboteuse mécanique....	Incapacité partielle et permanente.	—	»	»	
PÉNITENCIERS AGRICOLES								

ÉTAT D'. — ACCIDENTS DE TRAVAIL SURVENUS AUX DÉTENUS EN 1898, 1899, 1900, 1901, 1902.

MAISONS CENTRALES	ATELIER OU L'ACCIDENT s'est produit.	PAR QUI L'ATELIER était exploité.	CIRCONSTANCES DE L'ACCIDENT	CONSÉQUENCES de L'ACCIDENT	Y A-T-IL EU RÉCLAMATION d'indemnité par la victime ou ses représentants?	A QUI L'INDEMNITÉ a-t-elle été réclamée?	QUELLE SUITE A ÉTÉ DONNÉE à la réclamation?	OBSERVATIONS
CASTELLUCCIO..	Exploitation agricole.	État.	1902. — Accident de mine, brulure et désorganisation des tissus de l'avant-bras gauche, ayant nécessité l'amputation de ce membre......	Incapacité partielle et permanente.	Aucune.	»	»	
	—	—	— Accident de mine, blessure à la main droite et brûlure au visage................	Incapacité temporaire.	—	»	»	

Accidents de travail survenus aux contremaîtres ou ouvriers libres pendant les années 1898, 1899, 1900, 1901, 1902.

Les états E et E' ci-après indiquent pour chacun des accidents de travail survenus aux contremaîtres ou ouvriers libres pendant les années 1898, 1899, 1900, 1901 et 1902 :

dans quels ateliers ces accidents se sont produits,

si l'atelier était exploité par un confectionnaire ou en régie directe,

les circonstances de l'accident,

les conséquences de l'accident,

si la victime ou ses représentants ont réclamé une indemnité à l'exploitant (État ou confectionnaire) ou à l'État, alors que l'atelier n'était pas en régie directe,

la suite donnée à la réclamation (procès, transaction,etc.).

ÉTATS E, E'

ACCIDENTS DE TRAVAIL SURVENUS AUX CONTREMAITRES OU OUVRIERS LIBRES

EN 1898, 1899, 1900, 1901, 1902

ÉTAT E. — Accidents de travail survenus aux contremaitres ou ouvriers libres en 1898, 1899, 1900, 1901, 1902.

MAISONS CENTRALES	ATELIER OU L'ACCIDENT s'est produit.	PAR QUI L'ATELIER était exploité.	CIRCONSTANCES DE L'ACCIDENT	CONSÉQUENCE de L'ACCIDENT	Y A-T-IL EU RÉCLAMATION d'indemnité par la victime ou ses représentant ?	A QUI L'INDEMNITÉ a-t-elle été réclamée ?	QUELLE SUITE A ÉTÉ DONNÉE à la réclamation ?	OBSERVATIONS
FONTEVRAULT...	Entretien des bâtiments.	Entrepreneur.	1898. — Chute d'un ouvrier sculpteur d'une hauteur de quinze mètres...............	Décès.	Aucune.	»	»	
	Atelier des ressorts et essieux.	Confectionnaire.	1900. — Chute accidentelle dans la fosse du grand volant de la machine alors arrêtée....	Inconnues.	Réclamation par voie contentieuse.	Au confectionnaire.	Solution à intervenir.	

Établissements affectés aux femmes.

ÉTAT E'. — Accidents de travail survenus aux contremaitresses, ouvriers ou ouvrières libres en 1898, 1899, 1900, 1901, 1902.

MAISONS CENTRALES	ATELIER OU L'ACCIDENT s'est produit.	PAR QUI L'ATELIER était exploité.	CIRCONSTANCES DE L'ACCIDENT	CONSÉQUENCE de L'ACCIDENT	Y A-T-IL EU RÉCLAMATION d'indemnité par la victime ou ses représentant ?	A QUI L'INDEMNITÉ a-t-elle été réclamée ?	QUELLE SUITE A ÉTÉ DONNÉE à la réclamation ?	OBSERVATIONS
RENNES.........	Atelier de la machine à vapeur de l'établissement.	État.	1900. — Main droite engagée entre la tête de bielle et le bâti de la machine.	Incapacité partielle et permanente.	Réclamation par voie contentieuse.	État.	L'affaire s'est terminée par un arrangement amiable et définitif devant le Président du Tribunal civil de Rennes, le 8 mars 1901. — Le sieur Lucas a accepté à titre de transaction le payement d'un capital de 400 fr.	

RENSEIGNEMENTS STATISTIQUES

Les renseignements de statistique sont consignés dans 15 tableaux annexés à la présente note. Ces renseignements sont les suivants :

TABLEAU I. — Maisons centrales de force et de correction (hommes). — Répartition de la population en travailleurs et inoccupés.

— I^{bis}. — Pénitenciers agricoles (hommes). Mêmes renseignements.

— I^{ter}. — Maisons centrales de force et de correction (femmes). Mêmes renseignements.

— II. — Maisons centrales de force et de correction (hommes). — Répartition de la population en détenus légalement astreints au travail et détenus non légalement astreints au travail.

— IIbis. — Pénitenciers agricoles (hommes). Mêmes renseignements.

— II^{ter}. — Maisons de force et de correction (femmes). Mêmes renseignements.

— III. — Maisons centrales de force et de correction (hommes). — Répartition des détenus travailleurs en Français et non Français.

— IIIbis. — Pénitenciers agricoles (hommes) Mêmes renseignements.

— III^{ter}. — Maisons centrales de force et de correction (femmes). Mêmes renseignements.

— IV. — Maisons centrales de force et de correction (hommes). — Répartition des détenus travailleurs suivant l'âge.

— IVbis. — Pénitenciers agricoles (hommes). Mêmes renseignements.

— IV^{ter}. — Maisons centrales de force et de correction (femmes). Mêmes renseignements.

— V. — Maisons centrales de force et de correction (hommes). — Répartition des détenus travailleurs suivant leur catégorie pénale.

— V^{bis}. — Pénitenciers agricoles (hommes). Mêmes renseignements.

— V^{ter}. — Maisons centrales de force et de correction (femmes). Mêmes renseignements.

———

Répartition de la population en travailleurs et inoccupés

(Tableaux I, I bis, I ter.)

Maisons centrales d'hommes.

Au 31 décembre 1902, sur les 5.179 détenus présents, dans les maisons centrales d'hommes, 4.616 travaillaient et 563 étaient inoccupés. (Voir Tableau I.)

Sur les 728 détenus présents dans les pénitenciers agricoles de Corse, 324 travaillaient et 404 étaient inoccupés. (La plupart de ces inoccupés se trouvaient au pénitencier agricole de Chiavari, où l'époque de l'année à laquelle les chiffres ont été pris était peu propice aux travaux agricoles.) (Voir Tableau I bis.)

Sur les 673 détenues présentes dans les maisons centrales de femmes, 624 travaillaient et 49 étaient inoccupées. (Voir Tableau I ter).

Répartition de la population en détenus légalement astreints au travail et non légalement astreints au travail

(Tableaux II, II bis, II ter.)

Au 31 décembre 1902, sur les 5.179 détenus présents dans les maisons centrales d'hommes, 5.050 étaient légalement astreints au travail et 129 ne l'étaient pas (détentionnaires pour la plupart). (Voir Tableau II.)

Sur les 728 détenus présents dans les pénitenciers agricoles de Corse, 724 étaient légalement astreints au travail, et 4 (détentionnaires) ne l'étaient pas. (Voir Tableau II bis.)

Sur les 673 détenues présentes dans les maisons centrales de femmes, 653 étaient légalement astreintes au travail et 20 ne l'étaient pas. (Voir Tableau II ter.)

Répartition des détenus travailleurs en Français et non Français

(Tableaux III, III bis, III ter.)

Au 31 décembre 1902, sur les 4.616 détenus travaillant dans les maisons centrales d'hommes, 4.095 étaient Français et 521 ne l'étaient pas. (Voir Tableau III.)

Sur les 324 détenus travaillant dans les pénitenciers agricoles de Corse, 204 étaient Français et 120 ne l'étaient pas. (Voir Tableau III bis.)

Sur les 624 détenues travaillant dans les maisons centrales de femmes, 588 étaient Françaises et 36 ne l'étaient pas. (Voir Tableau III ter.)

Répartition des détenus travailleurs suivant l'age (Tableaux IV, IV *bis*, IV *ter*.)

Au 31 décembre 1902, sur les 4.616 détenus travaillant dans les maisons centrales d'hommes :

526	étaient âgés de	16 à 20 ans	(Voir Tableau IV.)
2.034	—	20 à 40 —	
1.000	—	40 à 60 —	
96	—	de plus de 60 —	

Sur les 324 détenus travaillant dans les pénitenciers agricoles de Corse :

25	étaient âgés de	16 à 20 ans	(Voir Tableau IV*bis*.)
291	—	20 à 40 —	
8	—	40 à 60 —	

Sur les 624 détenues travaillant dans les maisons centrales de femmes :

18	étaient âgées de	16 à 20 ans	(Voir Tableau IV*ter*.)
350	—	20 à 40 —	
230	—	40 à 60 —	
26	—	de plus de 60 —	

Répartition des détenus travailleurs suivant leur catégorie pénale (Tableaux V, V*bis*, V*ter*.)

Au 31 décembre 1902, sur les 4.616 détenus travaillant dans les maisons centrales d'hommes :

38	recevaient	1/10e	du produit	de leur travail.	Voir Tableau V.)
125	—	2/10es	—	—	
343	—	3/10es	—	—	
1.550	—	4/10es	—	—	
2.517	—	5/10es	—	—	
43	plus de	5/10es	—	—	

Sur les 324 détenus travaillant dans les pénitenciers agricoles de la Corse :

1	recevait	1/10e	du produit	de son travail.	(Voir Tableau V*bis*.)
3	recevaient	2/10es	du produit	de leur travail.	
23	—	3/10es	—	—	
259	—	4/10es	—	—	
36	—	5/10es	—	—	

Sur les 624 détenues travaillant dans les maisons centrales de femmes :

6 recevaient	1/10ᵉ du produit de leur travail.			(Voir Tableau V[ter].)
17 —	2/10ᵉˢ	—	—	
209 —	3/10ᵉˢ	—	—	
160 —	4/10ᵉˢ	—	—	
222 —	5/10ᵉˢ	—	—	
10 plus de	5/10ᵉˢ	—	—	

TABLEAUX N^os I, I^bis, I^ter

RÉPARTITION DE LA POPULATION

EN TRAVAILLEURS ET INOCCUPÉS

(Situation au 31 décembre 1902.)

TABLEAU N° I. — Répartition de la population en travailleurs et inoccupés
(Situation au 31 décembre 1902.)

MAISONS CENTRALES	EFFECTIF TOTAL	TRAVAILLEURS								TOTAL DES DÉTENUS TRAVAILLEURS.	INOCCUPÉS								TOTAL DES DÉTENUS INOCCUPÉS.	OBSERVATIONS
		Correctionnels	Correctionnels relégables en cours de peine.	Correctionnels relégables n'ayant plus à subir que la peine accessoire de la relégation.	Réclusionnaires	Réclusionnaires relégables en cours de peine.	Réclusionnaires relégables n'ayant plus à subir que la peine accessoire de la relégation.	Détentionnaires	Condamnés aux travaux forcés.		Correctionnels	Correctionnels relégables en cours de peine.	Correctionnels relégables n'ayant plus à subir que la peine accessoire de la relégation.	Réclusionnaires	Réclusionnaires relégables en cours de peine.	Réclusionnaires relégables n'ayant plus à subir que la peine accessoire de la relégation.	Détentionnaires	Condamnés aux travaux forcés.		
Beaulieu	565	30	»	»	263	210	6	»	1	510	»	»	»	31	12	3	»	»	46	
Clairvaux	851	654	»	»	»	»	»	80	»	748	79	»	»	»	»	»	20	»	108	
Fontevrault	568	483	»	»	»	»	»	»	»	483	85	»	»	»	»	»	»	»	85	
Loos	410	391	»	»	»	»	»	»	»	391	19	»	»	»	»	»	»	»	19	
Melun	581	»	»	»	521	1	»	»	1	523	»	»	»	58	»	»	»	»	58	
Nîmes	716	602	»	»	»	»	»	»	»	602	114	»	»	»	»	»	»	»	114	
Poissy	904	836	»	»	»	»	»	»	»	836	68	»	»	»	»	»	»	»	68	
Riom	298	»	218	41	2	»	»	»	»	261	»	31	5	1	»	»	»	»	37	
Thouars	286	»	»	»	257	»	»	»	1	258	»	»	»	28	»	»	»	»	28	
Totaux	5.179	3.005	218	41	1.043	211	6	80	3	4.616	365	31	5	118	12	3	20	»	563	

Établissements affectés aux hommes.

TABLEAU N° I bis. — Répartition de la population en travailleurs et inoccupés

(Situation au 31 décembre 1902.)

PÉNITENCIERS AGRICOLES — MAISONS CENTRALES	EFFECTIF TOTAL	TRAVAILLEURS								TOTAL DES DÉTENUS travailleurs.	INOCCUPÉS								TOTAL DES DÉTENUS inoccupés.	OBSERVATIONS
		Correctionnels	Correctionnels relégables en cours de peine.	Correctionnels relégables n'ayant plus à subir que la peine accessoire de la relégation.	Réclusionnaires	Réclusionnaires relégables en cours de peine.	Réclusionnaires relégables n'ayant plus à subir que la peine accessoire de la relégation.	Détentionnaires	Condamnés aux travaux forcés.		Correctionnels	Correctionnels relégables en cours de peine.	Correctionnels relégables n'ayant plus à subir que la peine accessoire de la relégation.	Réclusionnaires	Réclusionnaires relégables en cours de peine.	Réclusionnaires relégables n'ayant plus à subir que la peine accessoire de la relégation.	Détentionnaires	Condamnés aux travaux forcés.		
Castelluccio	210	»	»	»	205	»	»	»	»	205	»	»	»	5	»	»	»	»	5	
Chiavari	518	55	»	»	63	»	»	1	»	119	120	1	»	272	3	»	3	»	399	
Totaux	728	55	»	»	268	»	»	1	»	324	120	1	»	277	3	»	3	»	404	

Établissements affectés aux femmes.

TABLEAU N° I ter. — Répartition de la population en travailleuses et inoccupées

(Situation au 31 décembre 1902.)

	EFFECTIF TOTAL	Correctionnelles	Correctionnelles relégables en cours de peine.	Correctionnelles relégables n'ayant plus à subir que la peine accessoire de la relégation.	Réclusionnaires	Réclusionnaires relégables en cours de peine.	Réclusionnaires relégables n'ayant plus à subir que la peine accessoire de la relégation.	Détentionnaires	Condamnées aux travaux forcés.	TOTAL DES DÉTENUES travailleuses.	Correctionnelles	Correctionnelles relégables en cours de peine.	Correctionnelles relégables n'ayant plus à subir que la peine accessoire de la relégation.	Réclusionnaires	Réclusionnaires relégables en cours de peine.	Réclusionnaires relégables n'ayant plus à subir que la peine accessoire de la relégation.	Détentionnaires	Condamnées aux travaux forcés.	TOTAL DES DÉTENUES inoccupées.	OBSERVATIONS
Clermont	287	131	»	»	48	»	»	»	82	261	9	»	»	2	»	»	»	15	26	
Montpellier	164	68	»	»	27	»	»	»	69	164	»	»	»	»	»	»	»	»	»	
Rennes	222	58	24	9	13	7	2	»	86	199	6	4	6	2	»	»	»	5	23	
Totaux	673	200	24	9	97	7	2	»	237	624	25	4	6	4	»	»	»	20	49	

TABLEAUX N°s II, IIbis, II^ter

RÉPARTITION DE LA POPULATION

EN DÉTENUS LÉGALEMENT ASTREINTS AU TRAVAIL

ET NON LÉGALEMENT ASTREINTS AU TRAVAIL

(Situation au 31 décembre 1902.)

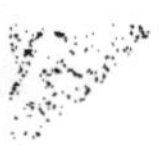

Établissements affectés aux hommes.

TABLEAU N° II. — RÉPARTITION DE LA POPULATION EN DÉTENUS LÉGALEMENT ASTREINTS AU TRAVAIL ET NON LÉGALEMENT ASTREINTS AU TRAVAIL (Situation au 31 décembre 1902.)

MAISONS CENTRALES	EFFECTIF TOTAL	NOMBRE DE DÉTENUS légalement astreints au travail.	NOMBRE de DÉTENUS non légalement astreints au travail.	OBSERVATIONS
BEAULIEU	565	565	»	
CLAIRVAUX	851	733	118 (*)	(*) Détentionnaires.
FONTEVRAULT	568	567	1 (*)	(*) Agé de plus de 70 ans.
LOOS	410	410	»	
MELUN	581	571	10 (*)	(*) Dont un infirme.
NIMES	716	716	»	
POISSY	904	904	»	
RIOM	298	298	»	
THOUARS	286	286	»	
TOTAUX	5.179	5.050	129	

Établissements affectés aux hommes.

TABLEAU N° II*bis*. — Répartition de la population en détenus légalement astreints au travail et non légalement astreints au travail (Situation au 31 décembre 1902.)

PÉNITENCIERS AGRICOLES.	EFFECTIF TOTAL	NOMBRE DE DÉTENUS légalement astreints au travail.	NOMBRE de DÉTENUS non légalement astreints au travail.	OBSERVATIONS
Castelluccio	210	210	»	
Chiavari	518	514	4 (*)	(*) Détentionnaires.
Totaux	728	724	4	

Établissements affectés aux femmes.

TABLEAU N° II *ter*. — Répartition de la population en détenues légalement astreintes au travail et non légalement astreintes au travail (Situation au 31 décembre 1902.)

MAISONS CENTRALES	EFFECTIF TOTAL	NOMBRE DE DÉTENUES légalement astreintes au travail.	NOMBRE de DÉTENUES non légalement astreintes au travail.	OBSERVATIONS
Clermont	287	287	»	
Montpellier	164	153	11	
Rennes	222	213	9	
Totaux	673	653	20	

TABLEAUX N°s III, IIIbis, III^{ter}

RÉPARTITION DES DÉTENUS TRAVAILLEURS

EN FRANÇAIS ET NON FRANÇAIS

(Situation au 31 décembre 1902.)

Établissements affectés aux hommes.

TABLEAU N° III. — Répartition des détenus travailleurs en Français et non Français (Situation au 31 décembre 1902.)

MAISONS CENTRALES	NOMBRE TOTAL des travailleurs.	NOMBRE DE DÉTENUS travailleurs Français.	NOMBRE DE DÉTENUS travailleurs non Français.	OBSERVATIONS
Beaulieu	519	445	74	
Clairvaux	743	652	91	
Fontevrault	483	470	13	
Loos	391	354	37	
Melun	523	458	65	
Nimes	602	445	157	
Poissy	836	770	66	
Riom	261	250	11	
Thouars	258	251	7	
Totaux	4.616	4.095	521	

Établissements affectés aux hommes.

TABLEAU N° III *bis*. — Répartition des détenus travailleurs en français et non français (Situation au 31 décembre 1902.)

PÉNITENCIERS AGRICOLES	NOMBRE TOTAL des travailleurs.	NOMBRE DE DÉTENUS travailleurs Français.	NOMBRE DE DÉTENUS travailleurs non Français.	OBSERVATIONS
Castelluccio	05	204	1	
Chiavari	119	»	119 (*)	(*) Arabes.
Totaux	324	204	120	

Établissements affectés aux femmes.

TABLEAU N° III *ter*. — Répartition des détenues travailleuses en françaises et non françaises (Situation au 31 décembre 1902.)

MAISONS CENTRALES	NOMBRE TOTAL des travailleuses.	NOMBRE DE DÉTENUES travailleuses Françaises.	NOMBRE DE DÉTENUES travailleuses non Françaises.	OBSERVATIONS
Clermont	261	242	19	
Montpellier	164	149	15	
Rennes	199	197	2	
Totaux	624	588	36	

TABLEAUX N°s IV, IVbis, IV^{ter}

RÉPARTITION

DES DÉTENUS TRAVAILLEURS SUIVANT L'AGE

(Situation au 31 décembre 1902.)

Établissements affectés aux hommes.

TABLEAU N° IV. — RÉPARTITION DES DÉTENUS TRAVAILLEURS SUIVANT L'AGE
(Situation au 31 décembre 1902.)

MAISONS CENTRALES	NOMBRE TOTAL des travailleurs.	NOMBRE DE DÉTENUS TRAVAILLEURS				OBSERVATIONS
		de 16 à 20 ANS.	de 20 à 40 ANS.	de 40 à 60 ANS.	de plus de 60 ANS.	
BEAULIEU	519	14	339	159	7	
CLAIRVAUX	763	68	563	102	10	
FONTEVRAULT	483	94	84	301	4	
LOOS	391	38	274	66	13	
MELUN	523	18	351	122	32	
NIMES	602	59	446	88	9	
POISSY	836	225	504	102	5	
RIOM	261	1	200	58	2	
THOUARS	258	9	173	62	14	
TOTAUX	4.616	526	2.934	1.060	96	

Établissements affectés aux hommes.

TABLEAU N° IV*bis*. — Répartition des détenus travailleurs suivant l'age
(Situation au 31 décembre 1902.)

PÉNITENCIERS AGRICOLES	NOMBRE TOTAL des travailleurs.	NOMBRE DE DÉTENUS TRAVAILLEURS de 16 à 20 ans.	de 20 à 40 ans.	de 40 à 60 ans.	de plus de 60 ans.	OBSERVATIONS
Castelluccio	205	22	183	»	»	
Chiavari	119	3	108	8	»	
Totaux	324	25	291	8	»	

Établissements affectés aux femmes.

TABLEAU N° IV *ter*. — RÉPARTITION DES DÉTENUES TRAVAILLEUSES SUIVANT L'AGE
(Situation au 31 décembre 1902.)

MAISONS CENTRALES	NOMBRE TOTAL des travailleuses.	NOMBRE DE DÉTENUES TRAVAILLEUSES				OBSERVATIONS
		de 16 à 20 ANS.	de 20 à 40 ANS.	de 40 à 60 ANS.	de plus de 60 ANS.	
CLERMONT	261	8	153	94	6	
MONTPELLIER	164	5	90	57	12	
RENNES	199	5	107	79	8	
TOTAUX	624	18	350	230	26	

TABLEAUX N^os V, V^bis, V^ter

RÉPARTITION

DES DÉTENUS TRAVAILLEURS SUIVANT LEUR CATÉGORIE PÉNALE

(Situation au 31 décembre 1902.)

Établissements affectés aux hommes.

TABLEAU N° V. — Répartition des détenus travailleurs suivant leur catégorie pénale
(Situation au 31 décembre 1902.)

MAISONS CENTRALES	NOMBRE TOTAL des travailleurs.	NOMBRE DE DÉTENUS TRAVAILLEURS PROFITANT DE						OBSERVATIONS
		1/10° du produit de leur travail	2/10es du produit de leur travail	3/10es du produit de leur travail	4/10es du produit de leur travail	5/10es du produit de leur travail	plus de 5/10es du produit de leur travail	
Beaulieu	519	12	44	109	308	46	»	
Clairvaux	743	1	7	21	72	642	»	
Fontevrault	483	3	4	18	72	386	»	
Loos	391	2	6	25	50	308	»	
Melun	523	2	6	30	485	»	»	
Nîmes	602	1	6	17	83	492	3	
Poissy	836	3	17	53	162	601	»	
Riom	261	13	31	54	81	42	40	
Thouars	258	1	4	16	237	»	»	
Totaux	4.616	38	125	343	1.550	2.517	43	

Établissements affectés aux hommes.

TABLEAU N° V*bis*. — RÉPARTITION DES DÉTENUS TRAVAILLEURS SUIVANT LEUR CATÉGORIE PÉNALE
(Situation au 31 décembre 1902.)

PÉNITENCIERS AGRICOLES	NOMBRE TOTAL des travailleurs.	NOMBRE DE DÉTENUS TRAVAILLEURS PROFITANT DE						OBSERVATIONS
		1/10e du produit de leur travail	2/10es du produit de leur travail	3/10es du produit de leur travail	4/10es du produit de leur travail	5/10es du produit de leur travail	plus de 5/10es du produit de leur travail	
CASTELLUCCIO............	205	1	1	16	187	»	»	
CHIAVARI................	119	»	2	7	72	38	»	
TOTAUX..........	324	1	3	23	259	38	»	

Établissements affectés aux femmes.

TABLEAU N° V*ter*. — RÉPARTITION DES DÉTENUES TRAVAILLEUSES SUIVANT LEUR CATÉGORIE PÉNALE (Situation au 31 décembre 1902.)

MAISONS CENTRALES	NOMBRE TOTAL des travailleuses.	NOMBRE DE DÉTENUES TRAVAILLEUSES PROFITANT DE						OBSERVATIONS
		1/10e du produit de leur travail	2/10es du produit de leur travail	3/10es du produit de leur travail	4/10es du produit de leur travail	5/10es du produit de leur travail	plus de 5/10es du produit de leur travail	
CLERMONT	261	1	4	81	67	108	»	
MONTPELLIER	164	»	1	64	44	55	»	
RENNES	199	5	12	64	49	59	10	
TOTAUX	624	6	17	209	160	222	10	

MELUN, IMPRIMERIE ADMINISTRATIVE. — M 1288 T

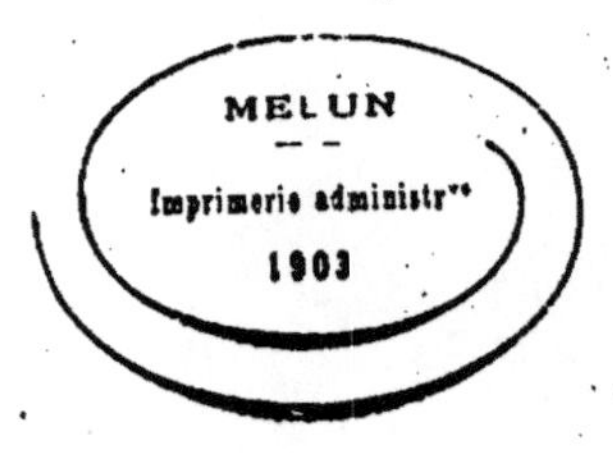
MELUN
Imprimerie administr^ve
1903

www.ingramcontent.com/pod-product-compliance
Lightning Source LLC
Chambersburg PA
CBHW071817090426
42737CB00012B/2128

* 9 7 8 2 0 1 4 4 9 6 0 8 6 *